精神科リエゾンチーム
活動指針

日本総合病院精神医学会治療指針 9

日本総合病院精神医学会
リエゾン多職種委員会

星和書店

Clinical Guide for Consultation-Liaison Psychiatry Team

Japanese Society of General Hospital Psychiatry
Practice Guideline 9

by
Committee on Liaison and Interdisciplinary Team

作成委員

赤穂　理絵
東京女子医科大学神経精神科（第3章担当）

小林　清香
埼玉医科大学総合医療センターメンタルクリニック（第3章担当）

武村　尊生
東北福祉大学総合福祉学部福祉心理学科（第4章・第5章担当）

富安　哲也
医療法人鉄蕉会亀田総合病院臨床心理室（第6章担当）

花村　温子
独立行政法人地域医療機能推進機構埼玉メディカルセンター
心理療法室（第5章担当）

福田　紀子
慶應義塾大学看護医療学部（第1章担当）

満田　大
社会福祉法人三井記念病院精神科（第4章担当）

山内　典子
東京女子医科大学八千代医療センター看護局（第2章・第5章担当）

作成協力者

小石川　比良来
医療法人鉄蕉会亀田総合病院心療内科・精神科（第6章担当）

清水　洋延
医療法人鉄蕉会亀田総合病院総合相談室（第6章担当）

冨岡　直
社会福祉法人三井記念病院精神科（第4章担当）

中嶋　義文
社会福祉法人三井記念病院精神科（第4章担当）

（50音順）

序文

　2012年度から精神科リエゾンチーム加算が診療報酬に新設された。これを機に，旧来，精神科医，精神科看護専門看護師，あるいは心理職が単独で行うことが多かったリエゾンコンサルテーション業務を，多職種協働のチーム医療で行う動きが広がっている。

　精神科リエゾンチームは，精神科医，所定の資格を持つ看護師，心理職，薬剤師，精神保健福祉士，作業療法士から構成される。精神科リエゾンを多職種から成るチームで行うことにより，患者の精神症状，身体症状，社会的状況を多面的に評価し，患者・家族に良質な支援を提供することが期待できる。そのためには，チーム医療であることの相乗効果を発揮できるチームであることが前提となるが，拠って立つ理論が異なる職種同士がメンタルモデルを共有し，良好なチームコンピテンシーを維持していくことは簡単なことではない。そのため我々は職種ごとのリエゾンスキルとは異なる，チーム医療としてのリエゾンスキルのガイドブックの必要性を考えて，『精神科リエゾンチーム活動指針』を企画した。

　本書は，日本総合病院精神医学会リエゾン多職種委員会（旧リエゾンコメディカル委員会）のメンバーによって編纂された。リエゾン多職種委員会には，精神科医，看護師，心理職，薬剤師，精神保健福祉士，作業療法士など多彩な職種メンバーが所属している。本書は精神科リエゾンチーム黎明期に，チーム医療の有

効性を信じて強い意思をもってチームを立ち上げ，試行錯誤しながらチーム運営を継続している委員会メンバーの体験の中から生み出されたものである。現在はまだ精神科リエゾンチーム活動に関する検証報告が出揃っている時期ではなく，エビデンスという点では十分ではない。しかしながら本書には，執筆者のみならず，第一線でリエゾンに取り組んでいるリエゾン多職種委員会メンバーが培ってきたスキルと，さまざまな臨床上の工夫が組み込まれている。本書が単に精神科リエゾンチーム加算取得のためのマニュアルとしてではなく，チーム活動実践における拠り所の一つとして，精神科リエゾンチームに関与するすべての方々に役立つことを願っている。

2019 年 2 月 1 日

日本総合病院精神医学会　リエゾン多職種委員会
赤穂理絵

本指針で用いる用語の定義

一般科

精神科以外の診療科を指す。また「精神科」に対して「身体科」という用語が同義的に用いられることもある。

プライマリチーム

精神科リエゾンチームに相談依頼する主治医や看護師からなる医療チームで，患者の直接的な診療や看護の責任を有する。

主治医

患者の身体疾患の診療全般に対して主たる責任を有する医師。一人の患者を複数の医師が担当することや，患者の外来通院時と入院病棟の担当医師が異なる病院もある。そうした場合でも，患者の診療に最終的な責任を担う担当医師を本指針では主治医とする。

心理職

精神科リエゾンチームにおいて心理的業務に従事する者。心理士，臨床心理士，心理カウンセラーなどさまざまな呼称が用いられている。

また 2017 年 9 月 15 日に公認心理師法が施行されたことにより，今後は国家資格を有する心理職を公認心理師と呼ぶ。公認心理師とは，公認心理師登録簿への登録を受け，公認心理師の名称を用いて，保健医療，

福祉，教育その他の分野において，心理学に関する専門的知識及び技術をもって，次に掲げる行為を行うことを業とする者をいう。
(1) 心理に関する支援を要する者の心理状態の観察，その結果の分析
(2) 心理に関する支援を要する者に対する，その心理に関する相談及び助言，指導その他の援助
(3) 心理に関する支援を要する者の関係者に対する相談及び助言，指導その他の援助
(4) 心の健康に関する知識の普及を図るための教育及び情報の提供

これに伴い，精神科リエゾン加算の施設基準においても「2019年3月31日までの間，2018年3月31日時点で臨床心理技術者であった者について，公認心理師とみなす。2019年4月1日から当分の間，以下のいずれかの要件に該当する者を公認心理師とみなす。ア．2019年3月31日時点で，臨床心理技術者として保険医療機関に従事していた者。イ．公認心理師に係る国家試験の受験資格を有する者」と付記された。
（詳細は厚生労働省ホームページを参照のこと。https://www.mhlw.go.jp/stf/seisakunitsuite/bunya/0000116049.html）

本指針では総称して心理職とする。

精神看護専門看護師（リエゾンナース）

1994年に発足された日本看護協会資格認定制度により「専門看護師（精神看護）」の認定を受けた看護師。看護師として5年以上の実践経験をもち，看護系大学

院で修士課程を修了して必要な単位を取得後，専門看護師認定審査に合格することで取得できる。

　精神看護分野の専門看護師のうち，一般病院で身体疾患を抱えた患者の心のケアを専門とするものをリエゾン精神看護専門看護師（リエゾンナース）と呼ぶ。
（詳細は日本看護協会ホームページを参照のこと。http://nintei.nurse.or.jp/nursing/qualification/cns）

目次

序文 iv

本指針で用いる用語の定義 vi

第1章 精神科リエゾンチームの役割とその意義　1

1. 精神科リエゾンチームとは ―― 1
2. 精神科リエゾンチーム発展の経緯 ―― 1
3. リエゾンチームの役割と責任 ―― 4
   1) 支援の対象　4
   2) 役割　5
   3) 相談活動における精神科リエゾンチームの責任　9
4. リエゾンチームの活動評価 ―― 11
   1) 患者・家族にもたらす効果　12
   2) 医療スタッフのエンパワメント　12

第2章 精神科リエゾンチーム加算の概要　17

1. 精神科リエゾンチーム加算新設の背景 ―― 17
2. 精神科リエゾンチーム加算 ―― 17
3. 算定の対象 ―― 18
4. 精神科リエゾンチーム加算の施設基準 ―― 18
5. 届出に関する事項 ―― 20
6. 算定における診療の事実と評価 ―― 20
   1) 精神科リエゾンチーム診療実施計画書の検討および作成　21
   2) 患者の精神症状の評価や診療方針の決定等に係るカンファレンス及び回診の実施(週に1回程度)　21
   3) 治療終了時，または退院・転院時の治療評価と指導，その後の治療継続の調整　22

第3章 精神科リエゾンチームの構築 29

1. **リエゾンチーム活動におけるチームとは？** 29

2. **リエゾンチーム活動に必要なメンバーシップ・リーダーシップ** 31
   1) メンバーシップ 32
   2) リーダーシップ 33

3. **リエゾンチームに関わる職種とその役割** 35
   1) 精神科医師 35
   2) 看護師 36
   3) 心理職 36
   4) 精神保健福祉士 37
   5) 薬剤師 37
   6) 作業療法士 38

4. **チームの立ち上げと維持** 38
   1) 組織としての準備 39
   2) チームとしての準備 40

5. **院内への周知** 45
   1) リエゾンチームの周知の必要性 45
   2) 周知の方法 46
   3) 持続的な周知活動 49

第4章 精神科リエゾンチームの介入の流れと活動上の工夫 51

1. **チーム介入の流れ** 51

2. **チーム活動の各プロセスにおける工夫** 51
   1) 病棟に赴く前の準備 51
   2) 病棟での情報収集 54
   3) 患者・家族との面接 55
   4) チーム内での介入方針の検討 56
   5) 医療スタッフへのフィードバック 57
   6) チーム介入の終了の検討と考慮事項 59

3. カンファレンスのもち方の工夫 —— 59
1) リエゾンチームの定期カンファレンス　60
2) さまざまな形態のカンファレンス　62
3) カンファレンス開催の留意点　64

4. リエゾンチームの回診 —— 65
1) 回診のメンバー　65
2) 回診の時間帯の工夫　66
3) 精神科へのネガティブイメージへの配慮　67
4) リエゾンチームの役割を正しく伝える工夫　67
5) プライマリチームへのねぎらい　68

第5章　精神科リエゾンチームがよく出会う問題と対応 —— 71

1. せん妄 —— 71
1) リエゾンチームに依頼がなされるまで　71
2) 現症に対するアセスメント　72
3) リエゾンチームによる介入方針の決定　73
4) 介入の実際　73
5) 対応のポイント　75

2. 不安・抑うつ —— 75
1) ケースの概要　75
2) 現症に対するアセスメント　76
3) リエゾンチームの各職種の関わりの実際　77
4) 対応のポイント　78

3. 精神障害を有する身体疾患患者 —— 79
1) ケースの概要　79
2) リエゾンチームによるアセスメントと介入方針の決定　80
3) リエゾンチームの各職種の関わりの実際　81
4) 対応のポイント　82

4. 自殺未遂 —— 82
1) リエゾンチームに依頼がなされるまで　82

2）リエゾンチームによるアセスメント　83
　　　3）アセスメントに基づくリエゾンチームによる介入方針
　　　　の決定　84
　　　4）介入の実際　84
　　　5）対応のポイント　85

5. **スタッフのメンタルヘルス支援** ……………………………… 86
　　　1）リエゾンチームに依頼がなされるまで　86
　　　2）収集した情報からのアセスメント　87
　　　3）リエゾンチームによる介入方法の決定　87
　　　4）介入の実際　88
　　　5）対応のポイント　90

第6章　リエゾンチームにおける地域連携 …… 91

1. 地域の病院との連携 ……………………………………………… 91
2. 他院・他施設との連携 …………………………………………… 92
　　　1）連携の土台作り　92
　　　2）精神科病院からの転院依頼　94
　　　3）他院への転院・施設への入所　95
3. 地域へのリエゾン ………………………………………………… 97
4. 今後の課題 ………………………………………………………… 99

第1章

精神科リエゾンチームの役割とその意義

1. 精神科リエゾンチームとは

　精神科リエゾンチームは，多職種協働によるコンサルテーション・リエゾン活動を展開する。その活動は，(1) 多職種からなる医療チームにより組織横断的に展開され，(2) 患者の精神的問題が顕在化してから相談を受けるだけでなく，精神的問題の早期発見と早期介入により，問題の悪化・遷延化を予防する。そのために，(3) 患者の治療やケアにあたる医療スタッフの心理的負担感を軽減し，精神医学的知識や精神的ケアに必要なスキルを獲得できるよう支援しながら，(4) 医療者間を橋渡しし，チームの連携促進を同時並行的に進めていく。

　本指針の対象は，2012年に新設された診療報酬上の「精神科リエゾンチーム加算」の要件を満たす医療チーム活動に限定したものではなく，上記の特徴を有するチーム活動を包含するものである。

2. 精神科リエゾンチーム発展の経緯

　精神科リエゾンチーム（以下，リエゾンチーム）発展の一つの経緯は，精神科医師単独でのコンサルテー

ション・リエゾン活動の限界である。米国では1930年代後半から1960年代にかけて多くの研修病院でコンサルテーション・リエゾンサービスが確立され，第二次世界大戦後に急激に発展してきた。日本では，1977年に米国の精神科医師によりその概念が紹介され，1988年に設立された日本総合病院精神医学会は，コンサルテーション・リエゾン精神医学の学術団体として認知された[1]。本来，コンサルテーション活動は，身体疾患の治療を担当する一般科主治医（以下，主治医）からの依頼を受けることから始まるため，精神的問題の発見は主治医に委ねられる。主治医の精神医学的な知識や多忙さなどにより患者の精神的問題が見逃されれば，精神症状が重症化，遷延化して初めて精神科医師に相談がもち込まれる状況が生じうる。一方，リエゾン活動は，精神科医師が精神科以外の病棟や救急病棟に常駐したり，定期的な回診やカンファレンスへの参加を通して，身体疾患のチーム医療の一員として関与する専門領域である。そのため患者の精神科的問題の早期発見，早期介入を可能とする構造と機能を有する。さらに患者の精神症状だけでなく，患者－家族関係，患者－医療者関係，医療スタッフ間のメンタルヘルスにも介入する幅広い活動を指す[1]。しかし実際にはコンサルテーション活動においても，患者の問題解決に必要であれば患者－医療者関係，医療スタッフ同士の関係についての助言もする機能を有しており，二者択一的な用語ではなく同義語として使用されている[2]。

　我が国では，精神障害が5大疾患の一つとなり，身

体疾患で治療を受ける患者に精神疾患が併存していることや，認知症や精神疾患を有する患者が一般病院で身体疾患の治療を受ける機会は少なくない。そして自損行為による救急搬送件数は未だ高い値を示し，救急医療機関における自殺未遂者の割合の推定値は米国の12倍にも上ると報告されている[3]。一般病院においてコンサルテーション・リエゾン活動が確立されることは重要，かつ不可欠である。しかし近年，一般病院における精神病床や精神科医師の配置は縮小化の傾向にあり，マンパワーや費用効率といった点から実現できる病院は限られる。医療の高度化，標準化が求められる現在，精神科医師単独でのコンサルテーション・リエゾン活動では十分に対応できなくなってきた。

　こうした状況において多職種が連携，協働したチーム医療が求められるようになってきたことがリエゾンチーム発展の2つ目の経緯である[4]。医療の高度化，複雑化，そして高齢化が進む中で患者の抱える問題も複雑化している。長期にわたり慢性疾患を抱えながら療養生活を送る上で生活の質は重要であり，地域包括医療システムが推進される中，一般科における医療と精神医療，そして医療と福祉との連携は不可欠になってきている。一方で，我が国の医療経済状況は厳しく，慢性の身体疾患と精神疾患を併存する患者・家族の多様な価値観やニーズに対応できる最適の医療を，できるだけ低コストで，効率よく提供することが求められている。その実現のために，多職種が協働，連携しながら医療を提供するチーム医療の実現が重要不可欠であることが強調されるようになった[5]。こうした中で，

栄養サポートチーム、感染対策チーム、緩和ケアチーム、褥瘡対策チームの活動に診療報酬上の加算がつけられるようになり、2012年に「精神科リエゾンチーム加算」が新設された（詳細は第2章参照）。診療報酬加算の後押しにより、精神科リエゾンチームを設置する施設は着実に増えている[6]。

3つ目は、精神科医師以外の職種によるコンサルテーション・リエゾン活動の発展である。リエゾン精神医学に続く形で発展してきた米国の「リエゾン精神看護」が1983年に日本に導入され、大学院における専門看護師教育の広がりとともにリエゾン精神看護専門看護師を配置する病院が増えてきた[7]。また心理職を中心とした総合病院内でのリエゾン活動が報告されるようになり[8,9]、こうした活動の実績が評価されたことも多職種協働によるリエゾンチーム発展の後押しとなった。

3. リエゾンチームの役割と責任

1）支援の対象

リエゾンチームは、身体疾患の治療のために一般科で治療を受けており、かつ精神的問題とそれらに起因した行動上の問題（暴言、暴力、迷惑行為など）を呈する患者と家族、そして彼らに直接的に治療やケアを提供している医療スタッフを支援の対象とする。

患者や家族の精神的問題には、(1) 抑うつ感が強く希死念慮を訴える、(2) 気分変動が強い、(3) 行動が落ち着かない、(4) ナースコールが頻回、(5) 治療経

過がスムーズにいかない，(6) 医療者への不信感（医療者やナースを攻撃する），(7) 医療者に過度に依存する，(8) 身体症状を頻回に訴える，(9) 何もしゃべろうとしない，(10) 自暴自棄になっている，(11) 薬や注射を過度に要求する，(12) 回復への意欲がないように見える，(13) 不眠が強い，といったものがある[10]。

2) 役割

リエゾンチームは，身体疾患の治療にあたる一般科医師，看護師らと協働し，患者や家族の情報および治療目標を共有し，チームメンバーそれぞれの専門性を活かし，役割分担しながら以下の役割を担う。

① 患者の精神状態の査定と精神科診断および治療の必要性の判断

リエゾンチームは，より重篤で対応が困難な精神症状をもつ患者を担当する[11]。身体疾患の治療中に生じるさまざまな精神症状（抑うつ状態，せん妄，不安，希死念慮など）について，患者の精神状態，精神症状発現の原因や促進要因などを査定し，精神科診断を行い，治療の必要性を判断する。この際，精神科診断は精神科リエゾンチームに所属する精神科医師が下すことになるが，同時に，患者の精神的問題の背景となりうる身体，心理，社会的側面に関する情報，一般科での治療やプライマリチームによるケア状況，患者の治療やケアにあたる医療スタッフのケア困難度やストレス状況など患者の精神的問題を取り巻く背景につい

て，リエゾンチームに所属するさまざまな職種が，それぞれの専門性を活かしながら情報収集する。そして患者・家族および医療者間に生じている力動を含めて多角的，包括的アセスメントを行い，それをチーム全体で共有し，治療の必要性の判断および介入の方向性を検討する。

② 精神科治療の導入

　患者に精神科的治療が必要と判断された場合には，主治医やプライマリチームと問題および治療方針を共有した上で，精神科薬物療法，精神療法やカウンセリングなどの心理的治療を導入する。薬物療法の処方は，リエゾンチームからアドバイスを受けた主治医が処方する場合もあれば，リエゾンチームの精神科医師が処方する場合もあり，各病院の診療および併診体制，患者・家族のニーズ，精神的問題の重症度や治療の困難さなどさまざまな状況から判断して行うのが望ましい。前者の場合でも，リエゾンチームは患者に必要な精神科薬物療法が速やかに導入されているかを確認し，その効果，副作用について継続的にモニタリングし，必要に応じて医療スタッフへの助言を行う責任を有する。

　リエゾンチームが直接的に治療的介入を行う場合には，同時に医療スタッフにも教育的・心理的支援を行い，患者の精神的問題の解決に向けたケアが提供できるよう意図した介入を行う。

③ 一般科スタッフへの支援

　一般科スタッフ（以下，スタッフ）に対しては，患者が抱える精神的問題の重症度，スタッフのケア困難感やストレス状況，患者・家族とスタッフの関係性などに応じて教育的，心理的支援を同時並行的に行っていく。

(1) 教育的支援

　リエゾンチームは，相談依頼者である医師，看護師・プライマリチームと共に患者のアセスメント，治療やケアの目標，介入の方向性を検討し，治療計画，看護ケア計画を共に立案していく。こうしたプロセスは，スタッフが患者・家族の精神的問題への理解を深め，治療やケアに関する知識やケアスキルを獲得するための教育的支援の意味をもつ。

　さらに日頃の相談活動を通して，せん妄や抑うつ状態にある患者のアセスメントやケアに困難を感じる状況が繰り返されている場合や，患者の自殺事故後など医療スタッフに強いストレス反応が生じることが予測される場合には，リエゾンチームが部署の勉強会や院内研修会など，心理教育を提供できる場をつくり，それぞれの立場や専門性から教育的，心理的支援の機会を提供する役割を担うことができる。

(2) 心理的支援

　リエゾンチームに相談がもち込まれる状況には，パーソナリティ障害や発達障害，認知症を有するなど対応困難な患者の精神的問題や精神病理が医療スタッ

フに投影され，繰り返される暴言や自傷行為などの行動上の問題が起きていることが多い。そのためスタッフが強い無力感を抱き，疲弊して，ケア意欲や士気が低下していることが少なくない。また患者の治療やケアの方向性をめぐり医療者間が分裂することや，職種間，チームメンバー間が葛藤関係にありチーム全体で患者に関わる体制が揺らいでいることがある。

　このような状況において，主治医から精神科医師への併診で患者の精神症状への診断や治療，対応はなされる。しかし看護師が患者のケアに困っている状況は把握されにくく，その結果，看護師の患者に対する陰性感情の高まり，対応への不安などから適切なケアが提供されず，患者の精神的問題が遷延化するといった悪循環が生じることがある。精神科リエゾンチームは，スタッフの心理的負担感やケア困難感にも焦点をあてて，安心して話せる場をつくることでカタルシスを図り，治療やケアに伴う大変さを共感的に受け止め，さらに患者に生じている精神的問題への深い理解や心理的なケアスキルについて教育的な支援を行う。また患者の治療やケアをめぐりスタッフ間に生じている葛藤や力動をアセスメントしながら，葛藤を解決し，チーム全体で治療やケアに関われるような体制づくりを支援していく役割を担う。

(3) 他部門・他施設との連携調整

　在院日数の短縮化が進む中，急性期型の一般病院においては早期退院が推進されている。身体疾患の治療のために入院した精神疾患を有する患者や，入院治療

を終えた後も引き続き精神的問題への治療やケアが必要な患者については，転院後もしくは退院後も継続して必要な治療やケアが受けられるよう地域の社会資源やサービス，入院以前の精神科かかりつけ医等と連携・調整を行う。リエゾンチームの介入の早い段階から，患者の退院後の生活を見据えて主治医，プライマリチームと情報共有し，患者の療養生活に必要な資源やサービスについて検討し，必要であれば他部門，他施設関係者とカンファレンス等を行い，連携・調整することが望ましい。

3）相談活動における精神科リエゾンチームの責任

　リエゾンチームが患者・家族の治療やケアに直接的，間接的に関与する場合，身体的治療やケアを行う主治医や看護師からなるプライマリチームとの協働体制が前提となる。この協働関係を築いていく責任は，リエゾンチームとプライマリチームの両者にある。そして患者や家族，医療チームの状況変化に応じてそれぞれが担う役割と負うべき責任範囲を明確にし，共有していくことは，問題解決のプロセスを促進し，治療やケアの効果，効率性を高めるために不可欠である。

　両者がそれぞれに担う役割は固定的なものではない。患者や家族のニーズ，精神的問題の重症度や複雑さ，そして患者ケアに困難を来しているプライマリチームの問題解決に取り組む意欲や対応力，心理的負担感などを見極めながら柔軟に調整していく。そして最終的には，プライマリチームが，主体的，効果的に問題解決に取り組めるよう支援していく責任をリエゾ

ンチームは有する。

リエゾンチームによる相談活動は，主にコンサルテーションの以下の2つのタイプ[12, 13]に該当するものであり，プライマリチームとともに役割と責任を分けもつ。

① **クライエント中心のケース・コンサルテーション**

患者や家族が抱える問題に対して，リエゾンチームのメンバーがその専門性に基づいて精神科薬物療法，精神療法などの治療的介入を行う責任をもちながら，一方でプライマリチームである主治医や看護師に対して患者の治療やケアに関する助言や支援を行うものである。

リエゾンチームに依頼される患者は，精神医学的に重症であり，心理社会的にも複雑な問題を抱えていることから，クライエント中心のケース・コンサルテーションを展開することは少なくない。

② **コンサルティ中心のケース・コンサルテーション**

プライマリチームの医師や看護師が患者の抱える精神的問題を理解し，問題解決に取り組むことができるように支援するものである。精神科リエゾンチームの責任は，患者や家族の抱える精神的問題を明確にし，その解決に必要な治療やケア計画をプライマリチームとともに立案することや，具体的な対応策に関する情報提供や助言を行うことである。この場合，リエゾンチームは，情報収集とアセスメントのために患者や家族と面接を行う機会があったとしても，治療関係はも

たず，よって患者に直接責任を負うことはない。精神科リエゾンチームによって提案された治療やケアを実施するか否かの最終判断と責任は，コンサルティであるプライマリチームの医師や看護師にある。

4．リエゾンチームの活動評価

　欧米ではプライマリケア領域において，うつや不安などの精神的問題をもつ患者に対し，多職種が協働しながら比較的長期間，複合的な介入を行う collaborative care が確立されている。Collaborative care は通常ケアに比べて症状改善に効果があることが示されており[14,15]，多職種協働によるチーム活動の成果が明らかにされている。

　一方，日本における精神科リエゾンチームの活動は，2012 年にリエゾンチーム加算が新設されたこともあり，主に入院患者を対象に展開されている。リエゾンチームを設置する施設は徐々に増えてきており[10]，それに伴い多職種協働によるコンサルテーション・リエゾン活動に関する研究が少しずつ蓄積されてきている。これらの多くはリエゾンチームへの相談件数とその内訳，対象患者の特性，チームによる介入内容など活動実態に関する調査報告が多い[16〜19]。

　患者のアウトカム評価を行った研究としては，抑うつ，不安症状をリエゾンチームの介入前後で比較した研究[10]，術後せん妄を発症した患者の入院日数，罹患期間をリエゾンチームの介入前後で比較した研究[20,21]がある。またリエゾンチームのスタッフを対

象としたフォーカスグループインタビュー[22]などが挙げられる。いずれも比較的少人数の対象者，限られた対象施設における調査であり，介入効果を検証する上で研究方法の限界は否めない。今後はRCTなどよくデザインされた介入研究によるエビデンスの蓄積が待たれるところである。

このような現状であるが，精神科リエゾンチームの活動成果として以下の3点が報告されており，それぞれが連関し合うことで患者や家族の問題解決につながっていることが示唆される。

1) 患者・家族にもたらす効果

リエゾンチームによる介入効果の一つとして，患者の不安や抑うつ症状など精神症状の有意な改善や日常生活機能やQOLの改善[10]，せん妄患者の在院日数の短縮化[21]が報告されている。こうした成果をもたらすのは，患者や家族の精神的問題が早期にキャッチされて治療やケアの導入が可能となり[21]，チームで一貫して関わることによる患者や家族の不安軽減，医療者への信頼回復，そして医療スタッフの患者の問題のアセスメントやケアスキルが高まることによる。

2) 医療スタッフのエンパワメント
① 心理的負担感の軽減

リエゾンチームは，「何かあれば相談できる」[22]，「気軽に相談できる場」[18]と認識されており，スタッフの安心感につながっている。そしてリエゾンチームメンバーによる患者の包括的なアセスメントをプライマ

リチームと共有することで，患者の問題行動を異なる視点から解釈して，葛藤を伴った患者との関係を見直すことが可能になり，その結果，患者に対する陰性感情が和らぎ，ケア意欲を回復することができるなど心理的負担感の軽減につながっていた[19, 20]。

② 医療スタッフのケアスキルの向上

看護師を対象としたアンケート調査から，リエゾンチームの介入により「問題の見方や状況理解が適切に行えるようになった」「適切なケアの方法を選択し提供できた」「自信をもって患者に接することができる」と肯定的に評価されている[20]。そしてリエゾンチームによる看護師に対する定期的な勉強会，看護師とともに行うベッドサイドでの症状評価，定期的なカンファレンスの実施を通して，せん妄リスクの高い患者に看護師が早期から予防的介入を行う実践力を高めることなどにより，せん妄の発症率が減少したことが報告されている[18]。

③ チーム医療の促進

この側面では，リエゾンチームが看護師主導による多職種，多部門が連携した「せん妄予防ケアシステム」を病院内に構築してチーム医療を促進した経緯[19]や，患者や家族に関わる医療チームメンバーがそれぞれの職種の役割が確認できるようになったこと[10]，リエゾンチームとプライマリチームの連携が，退院を見据えた入院早期からの家族支援や地域連携の充実につながったことが報告されている[18]。

以上に加え，多職種協働によるチーム活動は，リエゾンチームのメンバーにとっても，チームの後ろ盾がある安心感，自らのモチベーションを高めること，客観的視点をもてることから精神的負担を軽減することや，スタッフとの円滑なコミュニケーションを促進すること，そして精神科の役割理解の向上といった効果があることが示されている[22]。

● 引用文献

1) 萬谷智之，井上真一，山脇正明：コンサルテーション・リエゾン精神医学の歴史と定義．山脇成人担当編集：新世紀の精神科治療〔新装版〕第4巻　リエゾン精神医学とその治療学，p.3-10，中山書店，東京，2009．
2) 保坂隆：コンサルテーション・リエゾン精神医学の歴史と定義．岩崎徹也監修：コンサルテーション・リエゾン精神医学の課題．p.1-13，東海大学出版会，神奈川，1989．
3) 川島義高，稲垣正俊，米本直裕ほか：救急医療機関における自殺未遂者ケアの現状と今後の課題．総合病院精神医学，29（3）：262-270，2017．
4) 吉邨善孝，桐山啓一郎，藤原修一郎：精神科リエゾンチーム医療の現状と課題．総合病院精神医学，25（1）：2-8，2013．
5) 厚生労働省：チーム医療の推進について（チーム医療の推進に関する検討会報告書）．2010．
6) 厚生労働省：主な施設基準の届出状況．http://www.mhlw.go.jp/file/05-Shingikai-12404000-Hokenkyoku-Iryouka/0000184644.pdf
7) 野末聖香編著：リエゾン精神看護　患者ケアとナース支援のために．p.2-5，医歯薬出版，東京，2004．
8) 上別府圭子：総合病院における臨床心理士．臨床心理学，

6(1):15-19, 2006.
9) 町田いづみ:一般病院における「リエゾン心理士」活動の試み. 臨床心理学, 2(1):63-75, 2002.
10) 宇佐美しおり, 福嶋好重, 野末聖香ほか:慢性疾患で精神症状を呈する患者への地域精神科医療モデル事業およびその評価:精神看護専門看護師とリエゾンチームの役割. 熊本大学医学部保健学科紀要, 5:9-18, 2009.
11) 赤穂理絵:精神科リエゾンチーム―多職種協働チーム医療を考える―. 臨床精神医学, 43(6):905-911, 2014.
12) Caplan, G. : Types of Mental Health Consultaion. American Journal of Orthopsychiatry, 33:470-481, 1963.
13) 山本和郎:コミュニティー心理学 ―地域臨床の理論と実践―. p.94-96, 東京大学出版会, 東京, 1986.
14) Archer, J., Bower, P., Gilbody, S., et al. : Collaborative care for depression and anxiety problem. Cochrane Database of Systematic Review 2012, Issue10. DOI:10.1002/1465858. CD006525. pub2.
15) Katon, W. J., Lin, E. H., Von Korff, M., et al. : Collaborative care for patients with depression and chronic illnesses. New England Journal of Medicine, 363:2611-2620, 2010.
16) 三好良英, 松尾寿栄, 治田彩香ほか:宮崎大学医学部附属病院の精神科リエゾンチームと精神科救急チームの活動の現状. 宮崎県医師会医学会誌, 41:148-53, 2017.
17) 落合尚美, 池田真人, 紺井理和ほか:聖路加国際病院におけるコンサルテーション・リエゾン活動の現状. 総合病院精神医学, 25(1):9-15, 2013.
18) 柴田明日香, 宮川真一:せん妄予防を目的とした看護師主導のリエゾンチーム活動. 総合病院精神医学, 29(4):345-349, 2017.
19) 山内典子, 安田妙子, 小林清香ほか:精神科コンサルテー

ション・リエゾンチームにおける各職種の役割構築に向けたパイロットスタディーリエゾンナースと臨床心理士に焦点をあてて一．総合病院精神医学，25（1）：23-32，2013．
20) 福嶋好重，片桐建志，岡田七津子ほか：当院における4年間の精神科リエゾンチーム活動の成果と課題．総合病院精神医学，29（4）：336-343，2017．
21) 山崎真平，川島啓嗣，安原沙織ほか：精神科リエゾンチームによるせん妄ラウンド―能動的同定による在院日数の短縮の可能性―．総合病院精神医学，29（4）：351-360，2017．
22) 富安哲也，上田将史，小石川比良来ほか：精神科コンサルテーション・リエゾンチームの効果の分析．総合病院精神医学，25（1）：16-22，2013．

第2章

精神科リエゾンチーム加算の概要

1. 精神科リエゾンチーム加算新設の背景

　精神科リエゾンチーム加算は、一般病棟における精神科医療のニーズの高まりを踏まえ、一般病棟に入院する患者に対し、精神科医師、専門性の高い看護師、精神保健福祉士、作業療法士等が多職種で連携した場合の評価として、より質の高い精神医療の推進を図る観点から、2012年度の診療報酬改定で新設された。

2. 精神科リエゾンチーム加算

　精神科リエゾンチーム加算は「別に厚生労働大臣が定める施設基準に適合しているものとして、地方厚生局長等に届け出た保険医療機関において、抑うつ若しくはせん妄を有する患者、精神疾患を有する患者又は自殺企図により入院した患者に対して、当該保険医療機関の精神科の医師、看護師、精神保健福祉士等が共同して、当該患者の精神症状の評価等の必要な診療を行った場合に、当該患者について、所定点数に加算する」[1]とされる。

　2016年度改定では、質の高い精神医療を評価する観点から、リエゾンチームのさらなる普及のため、

200点から300点に充実された。同時に，当加算を算定した場合，同年に新設された「認知症ケア加算1」は別に算定できないことが追記された（p.25～28様式29，29-2参照）。

3．算定の対象

一般病棟入院患者のうち，せん妄や抑うつを有する患者，精神疾患を有する患者，自殺企図で入院した者などに対し，精神症状の評価，診療実施計画書の作成，退院後も精神医療（外来等）が継続できるような調整を行う。算定患者数は1チームにつき1週間で概ね30人以内とされている。

4．精神科リエゾンチーム加算の施設基準

精神科リエゾンチーム加算の施設基準においては，(1) 精神疾患に係る症状の評価等の必要な診療を行うにつき十分な体制が整備されていること，(2) 病院勤務医の負担の軽減及び処遇の改善に資する体制が整備されていること，という2つの基準が掲げられていたが，2018年度改定により，安全で質の高い医療を提供するように要件を見直し，勤務環境の改善など合理化を行うとして (2) に集約，整理される形で (1) が削除された。

さらに (2) は，総合入院体制加算に示されている施設基準と同様であるとされ，総合入院体制加算2，3では，精神科の要件として「精神科リエゾンチーム

加算又は認知症ケア加算1の届け出を行っていること」が挙げられている。

　精神科リエゾンチーム加算算定医療機関として認定されるためには，以下により構成される精神科リエゾンチームが設置されていることが定められている。

①精神科リエゾンについて十分な経験のある専任の精神科医
②精神科リエゾンに係る所定の研修を修了した専任の常勤看護師
③精神科リエゾンについて十分な経験のある専従の常勤精神保健福祉士，常勤作業療法士，常勤薬剤師または常勤公認心理師（いずれか1人）

　精神科リエゾンチーム加算に求められる職種とその要件については，精神科リエゾンチームのさらなる普及のため，2016年度改訂では，施設基準の見直しがなされ，チームを構成する看護師や精神保健福祉士等の要件が緩和された。さらに，2018年度改定では，「臨床心理技術者」が「公認心理師」に変更された。主な変更点については，以下の3点である。

①看護師の要件の緩和
　2012年度新設時：「精神科等の経験を5年以上有する」
　2016年度改訂後：「精神科等の経験を3年以上有する」
②精神保健福祉士等の専従から専任への緩和（診療人

数要件あり）

2012年度新設時：「精神科病院等での精神医療に3年以上の経験を有する専従の精神保健福祉士等」

2016年度改訂後：上記に「当該チームが診療する患者が週に15人以内の場合には，専任の常勤精神保健福祉士等とすることができる」ことが追加

③臨床心理技術者から公認心理師へ

2012年度新設時：「臨床心理技術者」

2018年度改訂後：「公認心理師」

5. 届出に関する事項

精神科リエゾンチーム加算の施設基準に係る届出および精神科リエゾンチームの医師及び看護師等の勤務の態様（常勤・非常勤，専従・専任の別）及び勤務時間については，各様式を用いることが定められている（**表1, 2, 3, 4**）。

6. 算定における診療の事実と評価

精神科リエゾンチーム加算の算定には，患者の精神症状の緩和や早期退院の推進を目的に，多職種からなるチームで診療した事実とその評価を行うことが必要となる。この際，介入の必要性や治療目標，計画について患者本人，家族に対しても理解できるように説明し，主治医をはじめとした主科のスタッフと共有することが重要である。

1) 精神科リエゾンチーム診療実施計画書（**表4**）の検討および作成

　患者の現症や精神機能，身体活動状態について，専門分野の異なる多角的な視点で情報を収集し，総合的な評価を行った上で，チームでの対応方法を検討する。さらに，治療目標を掲げて，計画を立てる。この際，現症一つ一つに対して短期目標を挙げ，5W1Hの観点から具体的なアプローチを明記する。これらは，精神科リエゾンチーム診療実施計画書に記載され，診療録に添付される必要がある。

2) 患者の精神症状の評価や診療方針の決定等に係るカンファレンス及び回診の実施（週に1回程度）（**表3**）

　これは，1）で掲げられた治療目標や計画によって患者の現症や主科の困難感が変化しているのかを評価するために行われるものである。評価項目は，現症および重症度の変化，精神機能，身体活動状態である。これにより，総合評価がなされ，チームでの対応方法が再検討される。例えば，初回計画時には，不安・焦燥に対して薬物療法が中心とされていた患者に対して，1週間後の評価では，その改善がチーム内で共有され，以降はチーム回診でのフォローの対応に変更されるなどである。この評価にあたっては，毎日のカンファレンスや回診とは別に，曜日を固定しておくと，多くのメンバーが参加しやすい。カンファレンスを開催した事実とその内容は，診療録上に明記するとともに，精神科リエゾンチーム治療評価書に沿っても記載

され，診療録に添付される必要がある。

3）治療終了時，または退院・転院時の治療評価と指導，その後の治療継続の調整

評価により治療終了となったときには，患者に対して終了時指導を行う。これは退院や転院となった場合にも同じである。ただし，退院や転院後にも，治療の継続を要するときには，紹介先の保険医療機関等に対して，その旨の調整を行う必要がある。

◉ 引用文献

1) 診療報酬算定のための施設基準等の事務手引き，社会保険研究所，2012年4月版
2) 診療報酬算定のための施設基準等の事務手引き，社会保険研究所，2016年4月版
3) 速報 診療報酬の施設基準，社会保険研究所，2018年4月版
4) 厚生労働省：公認心理師．http://www.mhlw.go.jp/stf/seisakunitsuite/bunya/0000116049.html

第2章 精神科リエゾンチーム加算の概要 23

表1 2019年度 様式13の2

病院勤務医の負担の軽減及び処遇の改善に対する体制（新規・7月報告）

1 病院勤務医の負担の軽減及び処遇の改善を要件とする入院料等の届出状況（既に届出を行っているものについてチェックし、届出年月日を記載すること。）

項目名	届出年月日	項目名	届出年月日
□ 総合入院体制加算	年 月 日	□ 救命救急入院料 注3加算	年 月 日
□ 医師事務作業補助体制加算1（対1補助体制加算）	年 月 日	□ 医師事務作業補助体制加算2（対1補助体制加算）	年 月 日
□ ハイリスク分娩管理加算	年 月 日	□ 小児特定集中治療室管理料	年 月 日
□ 急性期看護補助体制加算	年 月 日	□ 総合周産期特定集中治療室管理料	年 月 日
□ 看護職員夜間配置加算	年 月 日	□ 小児入院医療管理料1又は2（該当する方に〇をつけること）	年 月 日
□ 精神科リエゾンチーム加算	年 月 日	□ 移植後患者指導管理料	年 月 日
□ 栄養サポートチーム加算	年 月 日	□ 糖尿病透析予防指導管理料	年 月 日
□ 呼吸ケアチーム加算	年 月 日	□ 院内トリアージ実施料	年 月 日
□ 病棟薬剤業務実施加算	年 月 日	□ 手術・処置の休日加算1、時間外加算1、深夜加算1	年 月 日
□ 認知症ケア加算1	年 月 日		

2 新規届出時又は毎年4月時点の状況について記載する事項

平成＿＿年＿＿月＿＿日時点の病院勤務医の負担の軽減に対する体制の状況

(1) 病院勤務医の負担の軽減及び処遇の改善に資する計画

（ⅰ）必ず計画に含むもの
　□ 医師・看護師等の業務分担（医師・助産師の業務分担を含む）

（ⅱ）計画に含むことが望ましいもの
　□ 医師事務作業補助者の配置
　□ 短時間正規雇用の医師の活用
　□ 地域の他の医療機関との連携体制
　□ 交代勤務制の導入（ただし、ハイリスク分娩管理加算、救命救急入院料 注3加算、小児特定集中治療室管理料、総合周産期特定集中治療室管理料及び小児入院医療管理料1の届出にあたっては、必ず計画に含むこと。）
　□ 外来縮小の取組み（ただし、特定機能病院及び一般病床の届出病床数が500床以上の病院の場合は、必ず計画に含むこと。）
　　ア 初診における選定療養の額　＿＿＿＿＿＿円
　　イ 診療情報提供料等を算定する割合　＿＿＿＿＿＿割
　□ 予定手術等の術者の当直、夜勤に対する配慮（ただし、処置又は手術の休日加算1、時間外加算1、深夜加算1の届出にあたっては、必ず計画に含むこと。）

(2) 病院勤務医の勤務時間の把握等
　□ 勤務時間（平均週＿＿＿＿時間（うち、残業＿＿＿＿時間））
　□ 連続当直を行わない勤務シフト（平均月当たり当直回数＿＿＿＿回）
　□ 当直翌日の通常勤務に係る配慮（□ 当直翌日は休日としている □ 当直翌日の業務内容の配慮を行っている　その他（具体的に：　　　　　　　　　　　　　　　　　　　　　　　　　　　　　　　　　　）
　□ 業務の量や内容を把握した上で、特定の個人に業務が集中しないような勤務体系の策定
　□ その他

(3) 職員等に対する周知（ 有　　無 ）
　具体的な周知方法（　　　　　　　　　　　　　　　　　　　　　　　　　　　　　　　　　　　　）

(4) 役割分担推進のための委員会又は会議
　ア 開催頻度（　　　回/年 ）
　イ 参加人数（平均　　　人/回） 参加職種（　　　　　　　　　　　　　　　　　　　　　　　　　）

(5) 勤務医の負担軽減及び処遇改善に係る責任者（名前：　　　　　　　　　職種：　　　　　　　　　）

(6) 病院勤務医の負担の軽減及び処遇の改善に資する計画について、第三者評価の有無
　□ あり→（第三者評価を行った機関名：　　　　　　　　　　　　　　　　　　　） □ なし

〔記載上の注意〕
1　病院勤務医の負担の軽減及び処遇の改善に対する体制について、実施しているものにチェックを行うとともに、具体的な計画についてその写し（様式自由）を添付すること。
2　診療情報提供料等を算定する割合とは、①区分番号「B009」診療情報提供料（Ⅰ）の「注7」のみを算定する退院患者及び ② 転帰が治癒であり通院の必要のない退院患者の合計を、総退院患者数（ただし、外来化学療法又は外来放射線療法に係る専門外来並びにHIV等に係る専門外来の患者を除く。）で除したものの割合。
3　勤務時間及び当直回数の算出に当たっては、常勤医師及び週24時間以上勤務する非常勤の医師を対象とすること。
4　前年にも届出又は実績の報告を行っている場合には、前年度に提出した当該様式の写しを添付すること。
5　急性期看護補助体制加算、看護職員夜間配置加算、認知症ケア加算1の届出を行う場合には、看護職員の負担の軽減及び処遇の改善の計画や評価等が分かる文書を添付すること。

表2 2018年度 様式32

精神科リエゾンチーム加算の施設基準に係る届出書添付書類

1 精神科リエゾンに係る専従チーム
 ア 精神科の医師　　　　　　　　　　　　　氏名 ＿＿＿＿＿＿＿＿
 イ 精神科等の経験を有する看護師　　　　　　氏名 ＿＿＿＿＿＿＿＿
 　研修受講 （ あり ・ なし ）
 ウ 精神医療に経験を有する薬剤師等　　　　　氏名 ＿＿＿＿＿＿＿＿
 　精神科リエゾンチームの診療に従事する時間　（専任の場合）週 ＿＿＿時間

2 精神症状の評価等に係るカンファレンス

開催頻度	1回当たり平均所用時間数	構成メンバー及び職種毎の参加人数
回／週	概ね　　　　分	

3 精神症状の評価等に係る回診

開催頻度	構成メンバー及び職種毎の参加人数
回／週	

4 1週間当たりの算定患者数　　　　＿＿＿＿＿＿＿人

5 患者やチーム以外の医療従事者等からの相談に応じる体制

体制

［記載上の注意］
 1 「1」のアは精神科を主たる業務とした5年以上の経験が確認できる文書を添付すること。また、イは3年以上精神科等精神医療に係る看護に従事した経験（平成29年4月1日以降は、精神科医療に係る看護に従事した経験に入院患者の看護の経験1年以上を含むこと）を有し、精神科リエゾンに係る研修を修了していることが確認できる文書を添付すること。その他の者については該当する職種に〇をし、3年以上精神科等精神医療に従事した経験を有していることが確認できる文書を添付すること。
 2 「2」から「4」については、当該医療機関において予定しているものについて記載することでよく、所用時間数、算定患者数については記載しない場合でも提出可能とする。ただし、「1」のウの薬剤師等を専任とする場合には、算定患者数を記載する必要があること。
 3 「5」については、どのような体制をとっているかを簡潔に記載すること。
 4 様式13の2「勤務医の負担軽減に対する体制」を添付すること。
 5 精神科リエゾンに係る実施計画書及び治療評価書の写しを添付すること。
 6 「1」の医師、看護師及び薬剤師等の氏名、勤務の態様及び勤務時間について、様式20を添付すること。

第2章 精神科リエゾンチーム加算の概要 25

表3 2018年度 様式29

精神科リエゾンチーム治療評価書

作成日 平成 年 月 日

(ふりがな)		性別	ID:	
氏名		(男・女)		
生年月日	明・大・昭・平 年 月 日(歳)		病棟:	
診断(身体疾患)	1)		2)	
診断(精神疾患)	1)		2)	

実施要件	□ せん妄又は抑うつを有する
	□ 自殺企図で入院
	□ 精神疾患を有する
	□ その他( )

＜現症＞

【重症度】

精神症状	不安・焦燥	□なし	□軽症	□中等症	□重症
	抑うつ	□なし	□軽症	□中等症	□重症
	せん妄	□なし	□軽症	□中等症	□重症
	幻覚・妄想	□なし	□軽症	□中等症	□重症
	興奮	□なし	□軽症	□中等症	□重症
	自殺念慮	□なし	□軽症	□中等症	□重症
睡眠障害	不眠	□なし	□軽症	□中等症	□重症
	傾眠	□なし	□軽症	□中等症	□重症
問題行動	徘徊	□なし	□軽症	□中等症	□重症
	暴力行為	□なし	□軽症	□中等症	□重症
	安静保持困難	□なし	□軽症	□中等症	□重症
意識障害		□なし	□軽症	□中等症	□重症
認知機能障害		□なし	□軽症	□中等症	□重症
その他(具体的に)	( )	□なし	□軽症	□中等症	□重症

【重症度評価】 軽症：入院治療継続に支障がない 中等症：入院治療継続に支障がでている
重症：入院治療継続が困難である

＜その他の状態＞

精神機能の全体的評価(GAF)尺度　　[　　　　]　(0-100)

身体活動状態	全般	□問題なし
		□軽度の症状があるも、日常生活動作は自立
		□時に介助が必要、一日の半分以上は起きている
		□しばしば介助が必要、一日の半分以上臥床している
		□常に介助が必要、終日臥床している
	歩行	□問題なし □要介助 □不可
	排泄	□問題なし □要介助 □ポータブル
	食事	□問題なし □要介助 □不可
	入浴	□問題なし □要介助 □不可

＜総合評価と今後の方針＞

重症度	具体的な状況	チームでの対応方法
□軽症	精神症状を伴っている	・チーム回診でのフォロー
□中等症	精神症状を伴い、入院治療に影響がでている	・チーム回診でのフォロー ＋ 適宜診療 ・精神科専門医療の提供(精神療法、薬物療法等)
□重症	精神症状を伴い、入院治療の継続が困難である	・チーム回診でのフォロー ＋ 頻回の診療 ・精神科専門医療の提供(精神療法、薬物療法等)
□最重症	精神症状を伴い、一般病棟では治療継続できない	・精神科病棟での治療を検討

表3 2018年度 様式29（続き）

				今後の治療計画
治療評価（Ⅰ）	薬物療法	□実施	□未実施	
	心理療法	□実施	□未実施	
	ソーシャルワーク	□実施	□未実施	
	心理教育	□実施	□未実施	
	服薬指導	□実施	□未実施	
	作業療法	□実施	□未実施	
	その他	□実施	□未実施	
	退院後も精神科医療（外来など）が継続できるような調整	□実施	□未実施	
治療評価（Ⅱ）	精神症状	□なし □改善 □不変 □増悪		
	睡眠障害	□なし □改善 □不変 □増悪		
	問題行動	□なし □改善 □不変 □増悪		
	意識障害	□なし □改善 □不変 □増悪		
	認知機能障害	□なし □改善 □不変 □増悪		
	その他(具体的に)（　）	□なし □改善 □不変 □増悪		
治療評価（Ⅲ）	精神機能の全体的評価（GAF）尺度	□なし □改善 □不変 □増悪		
	身体活動状態	□なし □改善 □不変 □増悪		
主治医			精神科医	
看護師			精神保健福祉士	
作業療法士			薬剤師	
公認心理師			（　　　　）	
次回の再評価予定日			平成　　年　　月　　日	
本人・家族への説明日			平成　　年　　月　　日	

第2章 精神科リエゾンチーム加算の概要 27

表4 2018年度 様式29-2

精神科リエゾンチーム診療実施計画書

作成日 平成 年 月 日

(ふりがな)		性別	ID：
氏名		(男・女)	
生年月日 明・大・昭・平 年 月 日 (歳)			病棟

診断(身体疾患)	1)	2)
診断(精神疾患)	1)	2)

実施要件	□ せん妄又は抑うつを有する
	□ 自殺企図で入院
	□ 精神疾患を有する
	□ その他( )

<現症>　　　　　　　　　　　　　　　　　　　【重症度】

精神症状	不安・焦燥	□なし	□軽症	□中等症	□重症
	抑うつ	□なし	□軽症	□中等症	□重症
	せん妄	□なし	□軽症	□中等症	□重症
	幻覚・妄想	□なし	□軽症	□中等症	□重症
	興奮	□なし	□軽症	□中等症	□重症
	自殺念慮	□なし	□軽症	□中等症	□重症
睡眠障害	不眠	□なし	□軽症	□中等症	□重症
	傾眠	□なし	□軽症	□中等症	□重症
問題行動	徘徊	□なし	□軽症	□中等症	□重症
	暴力行為	□なし	□軽症	□中等症	□重症
	安静保持困難	□なし	□軽症	□中等症	□重症
意識障害		□なし	□軽症	□中等症	□重症
認知機能障害		□なし	□軽症	□中等症	□重症
その他(具体的に) ( )		□なし	□軽症	□中等症	□重症

【重症度評価】 軽症：入院治療継続に支障がない　中等症：入院治療継続に支障がでている
　　　　　　　重症：入院治療継続が困難である

<その他の状態>

精神機能の全体的評価(GAF)尺度　　[　　　　　]　(0-100)

身体活動状態	全般	□問題なし
		□軽度の症状があるも、日常生活動作は自立
		□時に介助が必要、一日の半分以上は起きている
		□しばしば介助が必要、一日の半分以上臥床している
		□常に介助が必要、終日臥床している
	歩行	□問題なし　□要介助　□不可
	排泄	□問題なし　□要介助　□ポータブル
	食事	□問題なし　□要介助　□不可
	入浴	□問題なし　□要介助　□不可

<総合評価と今後の方針>

重症度	具体的な状況	チームでの対応方法
□軽症	精神症状を伴っている	・チーム回診でのフォロー
□中等症	精神症状を伴い、入院治療に影響がでている	・チーム回診でのフォロー ＋ 適宜診療 ・精神科専門医療の提供(精神療法、薬物療法等)
□重症	精神症状を伴い、入院治療の継続が困難である	・チーム回診でのフォロー ＋ 頻回の診療 ・精神科専門医療の提供(精神療法、薬物療法等)
□最重症	精神症状を伴い、一般病棟では治療継続できない	・精神科病棟での治療を検討

表4 2018年度 様式29-2（続き）

治療目標	□ せん妄又は抑うつの改善		
	□ 自殺念慮の消失		
	□ 精神疾患の治療継続、軽快		
	□ その他(　　　　　　　　　　　　　　　　　　　　　　　　　　　　)		
治療計画（Ⅰ）	□薬物療法　□抗精神病薬　□抗うつ薬　□気分安定薬 □抗不安薬　□睡眠薬　□認知症治療薬 □その他(　　　　　　　) □心理療法　　　　　　□ソーシャルワーク □心理教育　　　　　　□服薬指導 □作業療法　　　　　　□その他　(　　　　　　　　　　)		

治療計画（Ⅱ）	現　症		短期目標	具体的アプローチ
	精神症状	不安・焦燥		
		抑うつ		
		せん妄		
		幻覚・妄想		
		興奮		
		自殺念慮		
	睡眠障害	(　　　　　)		
	問題行動	(　　　　　)		
	意識障害			
	認知機能障害			
	その他（具体的に）	(　　　　　)		

主治医		精神科医	
看護師		精神保健福祉士	
作業療法士		薬剤師	
公認心理師		(　　　　　)	
次回の再評価予定日		平成　　年　　月　　日	
本人・家族への説明日		平成　　年　　月　　日	

第3章

精神科リエゾンチームの構築

1. リエゾンチーム活動におけるチームとは？

　元来，医療はそれに関わるすべての職種の協働によって成り立っており，医療機関全体を一つの医療チームと見立てることもできる。その中でも診療報酬において規定される多職種チーム医療は，共通した目的のために異なる専門性を持った複数の職種が協働し，その相乗効果がより効果的な診療結果をもたらすものとして，高い効果が期待されている。総合病院においては栄養サポートチーム，感染対策チーム，緩和ケアチーム，認知症ケアチーム，褥瘡対策チームなど，診療報酬で規定されるさまざまな多職種協働チームが活動しており，精神科リエゾンチーム（以下，リエゾンチーム）もその一つである。

　菊池は，多職種チームについて，「職種間の協働・連携の程度」と「役割解放の程度」によって，次のような3つのチームモデルに類型している[1]。

①マルチディシプリナリーモデル（Multidisciplinary model）：緊急の問題を解決するために，一人のリーダーの指示により，各々の職種が与えられた役割を果たすことに重点をおくもので，救急や急性期医療

②インターディシプリナリーモデル(Interdisciplinary model)：緊急性は少ないが複雑で多様な問題に対応するために，各々の職種がそれぞれの立場からアセスメントを行い，コミュニケーションを重ねることによって統合されていくチームモデル。
③トランスディシプリナリーモデル(Transdisciplinary model)：各職種の連携・協働に加えて，「役割解放」の側面をもつ，在宅ケアなどでみられるチームモデル。「役割解放」とは，ある職種の役割を他の職種が意図的に補い合うことを指している。

リエゾンチームは，一般科からのコンサルテーションを受けて，精神科医師，看護師，心理職，薬剤師，精神保健福祉士，作業療法士などの多職種メンバーがディスカッションを重ね，全体として統一された見解をもって患者・家族が抱える精神科的問題，あるいは主治医・看護師が感じている困難に対応することが一般的である。この点からは，インターディシプリナリーモデルのチームイメージが当てはまることが多い。しかし自殺企図者への介入や，強い興奮・不穏に対する鎮静介入など緊急の対応を求められることもあり，時にはマルチディシプリナリーモデルのチームとして動く必要がある。また多くの医療機関において，リエゾンチームに必要な職種メンバーが揃わない現状や，他の業務との兼ね合いでリエゾンチームに関わることのできる程度もさまざまである。例えば精神科医師が心理職の役割を兼ねる，心理職が精神保健福祉士に代

わってケースワークを行うなど，時には他の職種の役割を補完し合うトランスディシプリナリーモデルに当てはまるチーム活動となる場合もある。リエゾンチームは，相談ケースに応じて，あるいはチームの人員配置に応じて，柔軟に適切なチームモデルを選択して活動することになる。

篠田は，上述の栄養サポートチーム，感染対策チーム，緩和ケアチームなどを，医療機関内を横断的に移動して，プライマリチームの依頼に応じて相談，助言，指導，情報提供などを行う"コンサルテーション型チーム"と位置づけている[2]。リエゾンチームも一般科からのコンサルト依頼に応じて介入するという点で，"コンサルテーション型チーム"の一つと言える。ただし，自殺企図ケースや重篤な精神障害ケースにおいては，相談，助言，指導，情報提供などの"コンサルテーション型活動"を超えて，精神科がより主体的に精神科診療を行い，"併診"の形で一般科と責任を分かち合う側面をもっている。

2. リエゾンチーム活動に必要なメンバーシップ・リーダーシップ

円滑なリエゾンチーム活動を行うにあたってメンバー各々が認識しておくべきメンバーシップ，ならびにリエゾンチームのリーダーに求められるリーダーシップとしては，次のようなものが挙げられる。

1) メンバーシップ

① リエゾンチームの意義の理解と自らの職種役割の認識

　第1章にリエゾンチームの役割，責任，活動指標が述べられているが，チームメンバーはまず，リエゾンチームがどのような役割を担って活動するのかを理解する必要がある。次に，リエゾンチーム活動において自らの職種がどのような役割を求められているかを認識し，それに沿った活動を心がけることが重要である。

② 職種ごとの役割の理解と尊重

　異なる職種メンバーが集まるチーム活動においては，まず他の職種がどのような専門性をもっているのかを理解する必要がある。その上で，職種の専門性を尊重する姿勢が大切である。具体的には，他職種が専門性に基づいて行うアセスメントに耳を傾け，ケース介入においては互いの専門性に基づいた役割分担を行う。

③ メンバーの対等性の認識

　リエゾンチームメンバーが率直なディスカッションをしていくには，対等な立場でのチーム参加が欠かせない。職種や職位にとらわれず，基本的に対等な立場で参加する。

④ 積極的な補完姿勢

　自らの職種役割を認識し，他の職種の役割を尊重することの重要性を述べてきたが，チーム内に不足する

職種役割を認識し，職種の枠を越えて，積極的にできるかぎり補完していく姿勢が求められる。

2）リーダーシップ

メンバーが対等な立場で参加するチームであっても，チーム活動をスムーズに運営し，活動効果を上げていくには，リーダーが必要である[3]。リエゾンチームのリーダーに求められる役割は大きく，リーダーは職種にかかわらず，経験に基づくコーディネート力とともに，チームに十分な時間を割けるメンバーが担うことが望ましい。リーダーは一人の場合もあり，複数で担う場合もある。

① チームを牽引する

リーダーは，チームへの相談件数，一般科別の依頼件数，相談内容の分析などチーム活動の指標をもとに，チームの現状を客観的に認識することが求められる。その上で，不足する点，改善が必要な点を分析し，必要に応じてチームメンバーにフィードバックしていく。チームの現状分析を基に，チーム全体で話し合いながら進むべき方向性を決めていくが，リーダーがこの流れを主導する。

② チーム介入におけるマネジメント

リーダーは相談内容によって，アセスメントや介入にどの職種メンバーの専門性が必要かを見極め，担当を決定していくコーディネーターの役割を担う。そのためには各々の職種メンバーの専門性を十分に理解し

ていることはいうまでもなく，メンバー個人の経験・技量・チーム活動に関与できる程度も把握していることが求められる。

③ チームコミュニケーションの保持

リエゾンチームは多くの異なる職種メンバーから成り立っている。拠って立つ理論が異なり業務経験も異なる多職種チームにおいては，メンタルモデルを統一することは大きな課題である。メンタルモデル統一には十分なディスカッションが欠かせないが，その基盤となるのは，チーム内の良好なコミュニケーションである[4]。

リーダーは，個人のコミュニケーションスキルに頼るのではなく，チームとしてのコミュニケーション向上・保持に努めなければならない。具体的には多職種カンファレンスの定期開催や，診療実施計画書ならびに診療評価書の共同作成などフォーマルなコミュニケーションツールの使用，チームSTEPPS（Team Strategies and Tools to Enhance Performance and Patient Safety：Agency for Healthcare and Research and Quality）などのチームトレーニングの活用，また日常的にインフォーマルな交流の機会を用意することなどが挙げられる。

④ 院内の他部門との調整

リエゾンチームの活動がスムーズに行えるように，リーダーは院内の他部門との調整を行う。具体的には，リエゾンチームの存在意義の広報，相談依頼方法等の

活動システムの周知,チームメンバーの活動時間確保のための所属部門との交渉,チームに参画していない部門との必要に応じた協力体制の構築などが挙げられる。

3. リエゾンチームに関わる職種とその役割

第2章に示したとおり,精神科リエゾンチーム加算の施設要件に関与する職種は,精神科医師,看護師,心理職,精神保健福祉士,薬剤師,作業療法士となっている。これらの職種の他にも,医療機関によって医療ソーシャルワーカー,栄養士,理学療法士がメンバーとなっていることもある。リエゾンチームが対象とする心身の疾患を有する患者・家族を支援していくには,加算の施設要件には限らず,さまざまな職種の力が必要となる。

本項ではリエゾンチームに関わる主な職種の役割を概説する[5,6]。実際にはチームにすべての職種が揃う医療機関は少なく,本来の職種役割を越えて,互いの役割を補完しながら活動することも求められる。

1) 精神科医師

リエゾンチーム活動に参加している精神科医師は,相談ケースに対して精神医学的な根拠に基づいた診断を行い,他職種との情報共有に基づいて主導的に精神科的治療方針を立てる。介入としては,主に薬物療法を担当し,必要に応じて精神療法を行う。

スタッフ,特に主治医に対して教育的・啓発的働き

かけを行う。相談ケース対応に起因するスタッフのメンタルヘルスに目を配り，必要な場合には精神医学的，あるいは情緒的支援を行う。

2）看護師

看護師（リエゾンナース）は精神状態をアセスメントし，精神科治療やケアの必要性を判断する。患者・家族に対して直接専門的な看護ケアを行うか，あるいは看護ケア立案において看護師にアドバイスを行う。介入中は一般科看護師とともに精神症状アセスメントを継続し，情緒的支援を含めて一般科看護師をエンパワメントする。

看護師を中心にスタッフへの教育的・啓発的働きかけを行うと共に，スタッフが強い負担感や無力感に苛まれないようにストレスマネジメントを行い，メンタルヘルスを支援する。

3）心理職

心理職の主な役割は，心理アセスメントと心理療法である。まず心理面接や心理検査を通して，患者・家族の心理アセスメントを行う。心理アセスメントには，患者・家族の葛藤や防衛機制などの心理状態の評価のみならず，知的レベル，性格傾向，周囲との関係性，環境要因についての評価も含まれる。心理アセスメントをチームメンバーと共有し，リエゾンチームの介入計画作りに参画する。

必要に応じて，患者・家族に直接心理療法を行う。スタッフに対し，心理面での対応について助言を与え

る。

4) 精神保健福祉士

精神保健福祉士は，精神障害を抱える患者・家族に対して，精神保健の専門家として，社会資源の利用，環境調整などの相談にあたる役割を担っている。

リエゾンチームにおいては精神と身体の両面に疾患を有する患者・家族に対して，経済的問題，退院支援（在宅療養準備を含む），受療支援，介護支援などの面から相談を受けつけ，支援する。必要に応じて医療ソーシャルワーカー（MSW）とも協働する。

精神保健福祉士はリエゾンチームカンファレンスに参加して，上記のような問題をキャッチして支援する場合もあれば，スタッフからの依頼を受けて直接介入する場合もある。

5) 薬剤師

薬剤師は専門的な立場から，リエゾンチームが介入している患者の薬学的管理，患者・家族への服薬指導を行う。具体的には，向精神薬の効果と副作用のモニタリング，身体症状に合わせた向精神薬の使用チェック，向精神薬と一般科からの処方薬との併用チェックを行う。また服薬指導時に患者・家族から得られたアレルギー歴，副作用歴などを他のチームメンバーと共有し，リエゾンチームが推奨する向精神薬物療法計画に参画する。

さらに一般科を担当する薬剤師に対して，教育的側面を含む助言を行う。

6）作業療法士

　作業療法とは，主体的な生活を獲得するために，作業活動を通して機能の回復や維持を図るものである。作業活動とは，日常生活や仕事，社会生活，遊び・余暇の過ごし方など生活全般に必要なものを指している。

　リエゾンチームにおいて作業療法士は，専門的な立場から身体機能，精神機能，ならびに社会的機能をアセスメントする。アセスメントの内容を他のチームメンバーと共有し，リエゾンチームの介入計画に参画する。そして必要に応じて，心身の疾患に伴う機能障害を回復することを目的に作業療法を行う。精神科作業療法は不安・焦燥感の回復，現実感の回復，認知機能の回復に有効と報告されている。

4. チームの立ち上げと維持

　リエゾンチームの活用が病院の方針として決定され，トップダウンでチームメンバーが指名されて活動が開始されることもあれば，関連職種が集い，自発的に当面の活動を始めることもある。いずれの場合でも，「チーム」としての目的と方針を明確にした上で活動に臨む必要がある。また，チームの立ち上げ当初から，活動をどのように維持していくかを考慮して運営基盤を作り，時間が経過してメンバーが入れ替わっても持続的にチームを運営していくことができるような体制を整えておくことが必要になる。

1）組織としての準備

　リエゾンチームの活動は，第1章で示すように，一般科において患者の治療にあたる医師や看護師らと協働して行われる組織横断的なものである。また，多職種から構成されるため，リエゾンチームのメンバーが所属する部門・部署は異なることもある。持続可能なチーム活動にするためには，院内の各診療科やチームメンバーの所属部署を含む組織の理解と協力を得て，チームが公的に位置づけられることが必要となる。これは，活動に必要な人的な資源や資金を獲得することにつなげる意味でも不可欠である。

　チームが組織のトップダウンで始まる際にも，院内におけるリエゾンチームの位置づけと活動について，病院の管理的立場にある者と協議し明確化しておく必要がある。もちろん関連職種による自発的な活動を進める場合にも，常に病院のシステムにどのように位置付けられるとよいかを考え，それを獲得するための働きかけをしていく必要がある。

　リエゾンチームは組織横断的な活動を行うため，チームが院内のどのような問題に対応し，病院にどのように貢献し得るかについて，医療安全や医療経済の側面からも整理して説明できる必要がある。また，チームとチームに依頼を出す診療科それぞれの責任についての考え方も明確にしておく。さらに活動開始後には，活動実績やそれによる院内への貢献をデータとして蓄積し，定期的に組織に提示し，持続的な理解と支援につなげる仕組みが必要となる。つまり，リエゾンチームの活動を開始する際は，チーム活動の実績を集約で

きるような記録の作成とその残し方も検討されなければならない。

　なお，病院組織との交渉は，チームを代表する位置づけにある者が担うことが望ましいが，各チームメンバーも自身の所属する部門の管理者に対して活動への理解や協力を得るための働きかけを継続していくことが必要となる。

2）チームとしての準備

　リエゾンチームは一般科の入院患者に生じる精神症状や心理的問題に対応し，入院加療が安全かつ適切に行われるために必要な支援を患者・家族および医療チームに対して提供するものである。チームを始めるにあたり，チームの理念，活動の基本方針，チーム活動の対象などについてチームメンバーで検討し，共有することが不可欠である。リエゾンチームに求められる役割については第1章に詳述した。

① チームの責任者・リーダーを決める

　チームを構成するメンバーが決まったら，チーム内でのメンバーの役割や担当を決めていく必要がある。専門職種としての役割だけでなく，チームを運営するために必要となる業務の分担も求められる。リエゾンチームに関わる職種の詳細については第3章にまとめられており，各施設で参加しうる職種やそのメンバーの特性によって役割や分担は柔軟に構成されるだろう。もちろんこれらの役割は，活動の中で必要に応じて互いに補い合う柔軟なものとなる。

この中で，チームの責任者・リーダーも決定される。この者に求められる役割は，チームの日々の実践活動以上に，チーム外の組織，つまり病院の管理者や各診療科や部門の長との交渉・調整機能をもち，チーム内の意思決定の最終責任を担うことである。この役割は，なるべく院内組織の管理部門に近いものが担うと，さまざまな交渉が容易になる。

② チームメンバーの業務配分を明確にする

　チーム活動の維持・発展には，リエゾンチームの専従・専任となったメンバーが，その活動に必要な時間と労力を割くことのできる実際的な体制づくりが必要である。メンバーがそれぞれの職域で担っている病棟や外来などの業務とリエゾンチームの活動を兼任する際は，週にどれだけの時間をリエゾンチームの業務に充てられるか，それはどの曜日のどんな時間になるかを明確にして確保できる体制を整える必要があり，各部署の管理者の理解と調整が必要になる。当然こうした交渉に先立って，リエゾンチームが1週間の中でどのように活動するか，カンファレンスや回診をいつどのくらいの時間行い，そこには誰が参加するのかを整理して，チームとしての人員確保の要望をする必要がある。

　専従・専任ではない協力メンバーについては，さらに活動量の目安がもちにくいが，週に1回1時間のカンファレンスに参加するなど，メンバーに求める役割とリエゾンチームの活動に要する時間について，所属部署の理解・了承を得ることが必要となる。実際の運

用において，その開始・終了時間を守ることは当然であるし，変更が必要な場合には改めて関係部門への調整が求められる。

③ 活動の目標と評価基準を決める

　チームの理念と基本方針に基づき，具体的な活動の目標とその活動の量・質的な評価基準を定める。具体的には年間のチーム目標や評価基準についてメンバーで計画を立てることで，チームの活動が漫然としたものになってしまうことを防ぐことにもなる。

　例えば初年度には当該施設における依頼内容の実態を把握することを目標にして，半年ごとに，どの診療科からどのような依頼が出されたかをデータに基づいて示すことで，院内にどのようなニーズがあるのかを客観的に把握しやすくなる。次年度以降は，ニーズの高い領域に対して重点的な働きかけを行い，診療科との定期的なカンファレンスを設置するなど，より具体的で実践的な目標設定も行いうる。

　もちろん，他の業務との兼ね合いを考え，理念に基づいた上で達成可能性のある，ほどよい目標に落としていくことも，チームメンバーの燃えつきを防ぐ上で重要である。

④ 日々の活動の仕方を決める

　チームとしての活動について，1日あるいは1週間単位でのチームの動き方，活動方針を話し合っておく必要がある。

⑴ 活動に参加する人とその役割

　リエゾンチームのメンバーには誰が含まれるのか。コアメンバーとして日常的にチーム活動に従事するメンバーだけでなく，サポートメンバーとしてチームからの相談に応じるなど持続的に関与するメンバーは誰であるかを明らかにする。またコアメンバーの役割（例えば，依頼に応じて動く，介入計画書や評価書を作成する，カンファレンスの記録を診療録に残すなど），サポートメンバーの役割（コアメンバーの相談に応じて専門知識を提供する，カンファレンスに参加するなど）を明確にする。

⑵ チームの活動拠点場所

　チームがカンファレンスを行う場所や，依頼に応じて一般科（相談依頼先）の病棟に出向く際にどこに集合して事前の情報共有を行うかなど，活動の拠点になる場所を決めておく。

⑶ 活動する時間

　毎日の依頼に応じて，何時からチームの活動を始めるのか，1日の活動にはどのくらい時間を使うのかをあらかじめ決め，その時間を各メンバーが守ることは，日々の活動を随時調整する負担を軽減させ，活動を持続させやすくする。
　同時にカンファレンスをもつ時間と場所も明確にしておく。

(4) チームで対応可能なケース数

　診療報酬上，リエゾンチームでの対応件数は1週間あたり30件程度とされている。当該チームの機能として，1日の初診・再診の対応件数，一定期間に可能な対応件数を決める。リエゾンチームの疲弊を防ぐ上でも，活動の質を担保する上でも重要な点である。

(5) 依頼の受け方

　リエゾンチームとして，依頼をどのように受けるのか。各診療科の主治医からの院内紹介（他科診察依頼）のほか，看護師等からの依頼を可能にするか，なども検討する必要がある。またチームへの依頼状の中に，どのような情報の記載を求めるか（依頼理由・介入希望職種等）なども検討する必要がある。

(6) 記録の残し方

　リエゾンチームで実施した診療・回診・チームカンファレンスなどを診療録に記載する必要がある。誰がどのように記載するのかとともに，チームとしての記載方法の統一も必要になる。また，個別患者の診療録への記載以外に，介入を行ったケースのデータベース化がチーム活動の集計のために必要となる。

　チームの活動実績と成果を組織内外に向けて明示することは，継続的な支援と理解を得る上で不可欠である。どの部門から何件の依頼を受けたのか，依頼内容はどのようなものであったのか，チームとしてはどのような介入を行ったのか，その成果はどのようなものであったか等，活動を量的にも質的にも振り返ること

のできる記録の残し方を考えておく。

(7) 困難ケースに遭遇した際の対応方法

　通常のチーム介入では対応が困難なケース（コントロール困難な精神症状，治療関係の複雑化など）に出会った際には，チームとしてどのように対応するか，チーム外に活用できる資源にはどのようなものがあるかについてあらかじめ確認しておくとよい。

(8) その他

　リエゾンチーム活動を実践していく中で想定しうる事象についてあらかじめのコンセンサスを得，必要に応じて適宜見直しを行う。

　日々の活動やケースの検討を行うカンファレンスだけでなく，チームの活動自体を振り返るカンファレンスを，半期に1度など定期的に設ける仕組みづくりも有用である。

5. 院内への周知

1) リエゾンチームの周知の必要性

　リエゾンチームの活動は，他部門からの相談依頼によって成り立つ。そのため，リエゾンチームの存在を院内に周知し，各部門から活用してもらえるようにすることが必要である。初期のリエゾンチームの周知活動では，まず存在と依頼の受け付け方を伝え，依頼の動機づけを高めることが目的となる。また，立ち上げたリエゾンチームの活動が，継続的に維持されていく

ためには，チームが院内に位置づけられ，コンサルティからの依頼が適切な数，持続的に行われる仕組みづくりが必要となる。リエゾンチームの活動に関する広報活動も，チーム活動と並行して持続的に行うことが求められる。

2) 周知の方法

周知活動にはさまざまな方法がある。

① 部門管理者を通じて各診療科・部門にチームの存在と活動を伝える

コンサルティとなる診療科の医師や病棟スタッフは，その管理を行う部門長の方針，指示に基づいて動く。このため，リエゾンチームに対する部門長の理解や協力を得ることは，不可欠である。こうした部門長や病棟管理者等との交渉は，リエゾンチームのリーダーや管理責任者がその役割を担うと，チームの窓口としてもわかりやすい。

リエゾンチームの活動による，各診療科・病棟，ひいては病院への利益を伝えられるとよい。例えば，安全管理，医療経済効果，スタッフの負担軽減，患者のQOLや生命予後改善の可能性，スタッフ教育等への貢献がそれにあたる。

② チームと活動に関する情報発信ツールを活用する

さまざまなツールを使った情報発信も有用である。いくつかの例を挙げる。

・ポスターの掲示

　病棟内にリエゾンチームについてのポスターを掲示する。患者や家族がポスターを目にして，自らリエゾンチームに相談したいと申し出てくれることも期待できる。実際，緩和ケアチームなどは，その存在が一般に知られており，患者や家族から緩和ケアにかかりたいと希望されることがある。リエゾンチームも同じように名前や存在が周知されることを目指したい。ポスターでは患者さんや家族の立場で経験する問題（例えば「眠れない」「気持ちがひどく落ち込む」など）を例に挙げ，リエゾンチームが少しでも身近なものとして認識してもらえるような工夫をしたい。

・医療安全等の院内講習会

　せん妄による転倒転落リスクの上昇，自殺や自傷リスクのアセスメントと対策等，リエゾンチームの対応する問題は，医療安全とも直結する。院内全職員向けの医療安全等の講習会は，リエゾンチームの活動や方針を広報する貴重な機会となるだけでなく，せん妄予防策の周知や基本的な問題発見や対応の統一など，一次予防・二次予防としての役割も担いうる。こうした機会を積極的に活用することも有用である。

・ニューズレターの発信

　リエゾンチームの活動について，院内で発行されている広報誌等に定期的な記事の掲載を行うほか，ニューズレターを定期的に発行することも有用である。定期的な情報発信は，スタッフがリエゾンチーム

の存在を思い出す機会となる。

　どのような依頼をどのくらいの件数受けているのかといった実績を公表するほか，チームに参加しているメンバーの紹介，チームの日常的な活動の様子の紹介，リエゾンチームの対象となる事象に関する教育的・情報提供的なコラムの掲載などを含むことができる。

③ 日々の活動実践の中で周知活動を行う

　周知活動は，日々のチーム活動の中でも行われる。

　依頼があって病棟に出向いたときは，病棟スタッフにリエゾンチームとそのメンバーを知ってもらう格好の機会となる。チームメンバーであることを名乗り，依頼に丁寧に対応すること自体が，重要な広報活動となる。また，相談ケースの介入の成果について，病棟スタッフと丁寧にふり返り，共有することも重要である。患者の行動上の問題が変化したかどうかだけではなく，患者の苦悩の理解やそれに寄り添うケアが促進されたことを振り返る機会をもつことも，重要なスタッフ支援となる。こうした関わりの中でプライマリチームの士気低下を防ぎ，リエゾンチームへの次の依頼へとつなげていく。

　また，ニーズはありそうだが依頼が少ない病棟（診療科）に出向いてチームへの潜在的なニーズを掘り起こす，いわゆる御用聞き活動も実際に多くの医療機関のリエゾン活動で取り組まれている。

　特に，各診療科で多く出現して困難を生じさせる問題を具体的に取り上げ，リエゾンチームが対応可能であることを伝えることは，実際的で非常に役立つ。例

えば，ICU や整形外科病棟におけるせん妄などでは，「夜眠らない」「つじつまの合わないことを言う」「医療者の指示が守れない」など，当該病棟スタッフの経験する事象で問題を表現し，チームの立場から薬物療法やケアに対する助言ができることを伝える。ストレス関連疾患の多い病棟では，精神医学的・心理学的アセスメントに基づく助言によって患者理解や関わり方の工夫を促進することが患者の疾患経過にもよい影響を与える可能性がある。チームの力を考慮しつつ，対応可能な事象として広報が検討できるだろう。

　何となく困っているが依頼するべきかどうかわからない，多忙すぎて新しいことを取り入れる余裕がない，あるいは以前の相談が依頼者にとって肯定的な経験となっていないといった病棟では，こうした御用聞き活動を通して，相談しやすい顔の見える関係になることが良く働くことも少なくない。チームとして，何に貢献することを目指すのか（理念と目標）が明確になっていると，こうした広報活動はより具体的で，有用なものになる。

3) 持続的な周知活動

　リエゾンチームの立ち上げの際には，その周知に力を入れることにも意識が向きやすい。しかし，チームの活動が安定的になった後にも，周知広報活動は重要である。コンサルティである病棟のスタッフにも入れ替わりがあり，リエゾンチームに理解のあったスタッフが抜けると依頼が急速に減ることも少なくないし，依頼が減ることでリエゾンチームのモチベーションが

下がってしまうこともある。リエゾンチームの持続的な運用には，持続的な広報活動が不可欠であることを意識する必要がある。1年間の周期の中で，年初には各病棟向けの具体的な周知活動を行い，ニューズレターを季刊発行し，年に2回は院内の講習会で講師を担うなど，ルーティーンとして広報活動を位置づけることが必要となる。

◈ 文献

1) 菊地和則：多職種チームの3つのモデル—チーム研究のための基本概念整理. 社会福祉学, 39：273-290, 1999.
2) 篠田道子：多職種連携を高めるチームマネジメントの知識とスキル. 医学書院, 東京, 2011.
3) 赤穂理絵：精神科リエゾンチーム—多職種協働チーム医療を考える—. 臨床精神医学, 43(6)：905-911, 2014.
4) 細田満和子：「チーム医療」とは何か—医療とケアに生かす社会学からのアプローチ. 日本看護協会出版会, 東京, 2012.
5) 医療法人鉄蕉会：精神科リエゾンチーム活動ガイドライン試案(2012年度障害者総合福祉推進事業). 2013.
6) 秋山剛, 宇佐美しおり編：精神科リエゾンチームガイドブック. 医歯薬出版, 東京, 2017.

第4章
精神科リエゾンチームの介入の流れと活動上の工夫

1. チーム介入の流れ

　リエゾンチーム宛てに一般科より依頼を受けてから，医療スタッフへのフィードバックを行うまでの流れは**図1**の通りである。まず，依頼を受けた病棟に赴く前の準備としてチームでニーズの検討を行い，チーム内での役割や分担を決める。次に病棟に出向きスタッフから情報収集を行い，患者や家族との面接を行う。面接後はチーム内での介入方針を検討し，医療スタッフへのフィードバックを行う。介入後に依頼当初の問題が解決された場合には介入終了も検討する。各プロセスにおける工夫や留意点については次の項で述べる。

2. チーム活動の各プロセスにおける工夫

1) 病棟に赴く前の準備
① チームによる対応が可能な依頼かどうかの検討

　リエゾンチームによる介入は，主治医や看護師など一般科スタッフによるチームへの依頼から始まる。リエゾンチームの介入の必要性について，主治医と看護師間で認識の違いによって混乱が生じないよう，看護

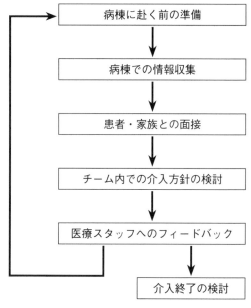

図1 チーム介入のフローチャート

師から依頼を受ける際には，主治医からの了承が得られているかを確認しておくとよいだろう。依頼状が来ても，その記載事項からは何が問題なのかはっきりしないことがある。依頼内容からリエゾンチームではなく，例えば緩和ケアチームのような他の医療チームが介入した方が望ましいと判断されることもある。したがって，依頼が来たらまずは誰が何に困っているのかについて問題を整理し，リエゾンチームで対応可能かどうかを検討する。問題整理のために依頼主に確認することも時には必要である。その結果，他のチームの介入が望ましいと判断されればその旨を依頼主に説明

し，より適切なコンサルトを受けることをお勧めする。

② チーム内での役割・分担の検討

　まずはカルテ内容から依頼内容に関連する事項を確認し，今回の入院に至った経緯（必要があればそれより前の経過も）や入院後の治療経過，身体状況，治療内容の概要を把握する。その上で，事前に情報が得られるようであれば主科でどのような方針が立てられているのか，現状や今後に対する患者や家族の認識はどのようなものかを確認しておく。また，リエゾンチームには単発／継続的な介入のどちらが望まれているのか，現在の問題を複雑にする要素（例えば，身体条件，心理社会的背景，精神疾患の併存，スタッフ間の力動など）があるか，リエゾンチームに何が期待されているのかといった点も重要な視点である。実際には病棟スタッフと話し合う中で評価していくことになるが，可能であればある程度チーム内で予測を立て共有しておくとよい。以上の流れを各自で行い，病棟に赴く前にリエゾンチームとして内容のすり合わせを行い，チームとしてどのような方針で対応するかを決めると共に，誰がどのような役割で今回の依頼に対応するのかを確認する。

　また，その日の患者の治療や検査スケジュールなどを把握しておくと，患者にとって最適なタイミングで訪室することが可能となり，チームの介入あるいは活動を効率的に行うことができる。

2) 病棟での情報収集
① 情報収集の意義と収集時における留意点

　カルテ内容から依頼内容に関連した情報を得た上で，改めて病棟で情報収集を行うのは，カルテに記載されていることがすべてではないからである。普段の何気ない患者の様子や家族のちょっとした発言など，スタッフがそれほど重視していない情報，つまりカルテに書かれていない情報が問題解決の糸口になることがしばしばある。したがって，病棟では依頼主に依頼の趣旨を確認し，依頼内容に関連した情報収集を行う。依頼主が主治医である場合でも，主治医とは別に，ケアを通じて日頃から患者の状態を最も把握している看護師からの情報収集は欠かせない。

　看護師からの情報収集はその日の担当看護師から行うことが多いと思われるが，担当看護師が経験の浅い若手であったり，患者の担当が初めてであったりする場合はこちらが必要な情報を得られないこともある。その時はプライマリチームのリーダーや主任看護師，場合によって病棟師長からも情報収集する。ただし，主任看護師や病棟師長といった管理職は一般の看護師とは違った視点で問題を見ていることもあるため，各看護師が現在の問題に対してどのようなスタンスで関わっているのか，看護師間にどのような力動が生じているのかといった点に留意しながら情報収集を進めていく。

② 情報収集を介した病棟スタッフとのやり取り

　病棟スタッフとのやり取りは，あらかじめカルテな

どで得られた情報の確認，カルテには書かれていない情報や直近の状況の情報収集を目的に行う。患者の身体・精神状態や患者を取り巻く状況を尋ねるのはもちろんのこと，今回の依頼内容に対して医療スタッフがどの程度の困り感や負担感を抱いているのかも確認しておく。同じような問題であっても，病棟の忙しさや状況，各病棟の力量によって，リエゾンチームが助言し，関わる内容は異なるからである。その際，スタッフの大変さに応じて十分に労ったり，気持ちを受け止める時間を取りながらやり取りしていくことも，病棟スタッフと良好な関係を構築し，協働していく上で重要である。

3）患者・家族との面接

　介入の実際については，第 5 章で述べるが，ここでは患者や家族に対してチームによる直接の介入を始める際の留意点や工夫を述べる。

　精神科では治療構造が重視される。リエゾンチーム活動でも患者のプライバシーに十分配慮することはもちろんだが，訪問のタイミングや面接場所については柔軟に対応するよう心掛ける。また，リエゾンチームは患者や家族の希望よりも医療スタッフからの依頼に応じて介入することが多く，チーム介入に関して患者が（場合によっては家族も）同意しているかを事前に確認しておく。患者や家族の拒否が強い場合には，無理に直接介入はせずスタッフのサポートという後方支援を行う場合もある。事前に患者から同意を得るにしても，精神科スタッフであることを前面に出すと抵抗

を示されることも少なくない。初回面接時は患者の身体状況に共感を示しながら、「主治医や看護師があなたの〇〇について心配していたので様子を見に来た」などと説明すると比較的導入しやすい。

依頼された問題がどのような類のものかによって、どの職種が中心となり面接するのかを事前に決めておくとよい。どの職種にせよ、いわゆる精神科外来患者のインテークとは異なり、闇雲に生育歴を掘り下げることはせず、現在患者が辛いと感じていることや困っていることを中心に聴きながら、生物-心理-社会的な視点で包括的に患者の問題を理解するように心がける。

本人の状態をより正確にアセスメントする上で家族からの情報も欠かせない。認知機能障害が見られるケースなどでは、本人や病棟からの情報のみでは、ベースラインの把握が難しい。リエゾンチーム介入時に家族が不在である場合、看護師にこの点に関する情報収集を依頼すると、このような情報を把握することの重要性を看護師自身が理解する助けにもなる。

4) チーム内での介入方針の検討

病棟での情報収集、患者・家族との初回面接を終えた後にチームとしての介入方針を決定する。介入のレベルとしては大まかに3つに分けられる。第一は主治医や看護師への助言によるサポートで、リエゾンチームのメンバーは直接患者や家族に介入せず、スタッフを後方支援する。問題が軽度の場合、もしくは患者がチームの直接介入を拒否する場合がこれに該当する。

第二はチームメンバーが直接介入しながら医療スタッフと協働していくケースである。患者が抱える問題の心理社会的複雑さや医学的複雑さにより，介入において求められる専門性も異なる。それぞれの専門性に応じて役割分担をはかり，効率的な介入を目指す。第三は高強度な精神科的治療が必要とされるレベルで，身体疾患の治療よりも精神科的介入が急務である場合である。自施設に精神科病棟があれば転科を，ない場合には精神科病院への転院も検討する。

5）医療スタッフへのフィードバック

リエゾンチーム介入の目的は，一般科による治療が円滑に進むようサポートすることである。身体疾患の治療経過で患者の心理社会的な側面をサポートすることで，一般科治療の補完的な役割を担うことが期待される。精神科的治療として完璧であろうとすると，病棟スタッフの負担は増すばかりである。チームの関わりが，患者の心理社会的な側面に対する一般科スタッフの気づきや対応力の向上につながり，その結果ケアの質が底上げされることが大切である。これらの点を念頭に置きながら医療スタッフへのフィードバックを行う。

フィードバックの形態としては，口頭で伝えるものとカルテに記載して行うものの2つがある。口頭での伝達は，病棟での情報収集を経て患者や家族の面接が終了した時点で(時に情報収集のみの場合もある)チームとしての見立てや介入方針（どの職種がどのような形で関わるか），医療スタッフへの助言や提案という

形で行われる。助言や提案に際しては，その場の状況に合わせて病棟スタッフが対応できるよう，具体的に行うことが大切である。また，医療スタッフが，患者の苦悩や葛藤に感情的に巻き込まれて冷静に状況を把握できなくなっている場合などは，患者との関わり方を捉え直す契機を提供できるように心がける。

　口頭での伝達後は，伝達内容が医療スタッフ間で共有できるようカルテにも記載する。カルテでの記載には，チームとしての記録と医療スタッフへのフィードバックがある。チームとしての記録は，第2章で紹介したようにチーム介入の初回に作成する「リエゾンチーム実施計画書」と，介入の2回目以降に作成される「リエゾンチーム治療評価書」がある。実施計画書では，患者の現症や身体活動状況などを包括的に評価し，個別の現症に対して短期目標と具体的アプローチを記載する。治療評価書では，実施計画書で策定した具体的アプローチによって現在の問題がどのように変化したかを評価し，その上で今後のチームとしての治療計画を記載する。ただし，これらの記録はリエゾンチームの加算要件の記録としての側面も大きい。スタッフが参考にするための記録は，医療者へのフィードバックという形で電子カルテ上に別立てで記載する方がよいだろう。医療スタッフへのフィードバックでは，先に触れたように彼らが対応できることを意識した具体的な助言や提案を行っていく。記載に際しては精神科領域で通常用いられていても一般科では聞き慣れないような専門用語はなるべく避け，平易な言葉を用いて，冗長になり過ぎないよう簡潔に記載するよう

心がける。

6) チーム介入の終了の検討と考慮事項

　リエゾンチームが問題解決型のアプローチを基本とする以上，依頼当初の問題が解決されたのであれば，限られたチームの資源を効率よく配分する意味でも介入終了を検討する。終了に際しては，問題が解決され，関与している医療スタッフや患者家族からのニーズも充足されていることを確認の上，進めていく。また，一度終了となっても未解決の課題や新規の課題が出現する可能性についても留意して，スタッフにはそのような場合には再度依頼してもらうよう伝えておく。

3. カンファレンスのもち方の工夫

　カンファレンスは，チームを構成する多職種によって行われるため，各職種独自の専門的見地に基づいた多角的な検討が可能となる。

　リエゾンチームのカンファレンスでは，介入依頼のあったそれぞれのケースについて評価を行い，治療・介入計画について検討を行う。また，継続して介入しているケースについては，これまでの介入に対する評価を行い，今後の介入方針について検討する。さらに，治療・介入目標が達成できており，チームによる継続介入の終了が望ましいケースについては，介入の終了を検討する。

　カンファレンスには，標準化された精神科リエゾンチーム医療実施計画書，精神科リエゾンチーム治療評

価書等を用いる。

1) リエゾンチームの定期カンファレンス
① 議事進行の例

リエゾンチーム全体での情報共有を行うためにも，チームメンバーが一堂に会するカンファレンスを定期開催することが望ましい。

全体カンファレンスの議事進行について，一例を挙げる。

a. チーム新規患者報告／検討（過去一週間分）
・依頼を受けた精神科医師より患者の概要，治療・介入計画についてプレゼンテーションを行う。
・その患者を担当しているメディカルスタッフ（リエゾンナース，心理職など）から補足的に情報提供を行う。
・全員で評価し，治療・介入の方針を計画する。

b. チーム継続患者の報告／検討（過去一週間分）
・継続介入中の患者について，各職種の見立てや介入方針の共有を行う。
・介入方法の検討を要するケースについて，報告と検討を行う。

c. 連絡事項の伝達
・リエゾンチームを運営する上で，必要な連絡事項の伝達を行う。

② カンファレンスの開催に関する留意事項

　カンファレンスは，多職種からなるチームメンバー全員が集合可能な時間に設定できることが望ましい。カンファレンスは，チームメンバーの勤務時間内に開催し，時間は概ね一時間以内がよい。やむを得ず，中座が必要なスタッフがいる場合，議事や発表順を入れ替える等，柔軟な進行を行うことも必要となる。

　多くの施設では，薬剤部の薬剤師や，相談業務担当部門の精神保健福祉士など，精神科以外の院内他部署所属の職員に対し，チーム専任スタッフとして参画を依頼することになると考えられる。それらのメンバーが負担なく出席できる配慮が必要となる。同様に，カンファレンスの会場確保も重要である。そのためには，先述の通り，関係部署との調整（第3章 4-2）や，院内への周知（第3章 5-1）が重要となる。

　あらかじめ，司会と書記を決めておくとよい。司会は率直かつ円滑な意見交換ができるよう配慮する。書記は，カンファレンスの議事録を作成する。一定の議事録のフォームを決めることで，効率的な記録と保管が可能となる。

③ ケースの情報や資料の取り扱いについて

　精神科以外の院内他部署から参加するメンバーには，カンファレンス開始前にあらかじめ資料を配布するなどしてカンファレンス対象患者とその情報を明確にしておくと，ケース検討がスムーズにできる。資料の事前準備や配布が難しい場合，最低限の情報として，対象患者が誰であるのかは，カンファレンス開催前に

メンバー間で共有する。

　患者氏名や病名などは，個人情報保護の観点から，漏洩・拡散の適切な防止策を講ずる。カンファレンス終了後，議事録等の保存用の資料以外はシュレッダーを使用するなど，適切な手段を用いて確実に廃棄する。

　議事録の保管では，チームメンバーの情報共有と，機密文書のセキュリティ確保が両立できる工夫が必要である。例えば，紙媒体の場合，チームメンバーのみがアクセス可能なキャビネットに施錠して保管するのも一つの方法である。電子媒体の場合，外部から侵入できない場所に共有ファイルを設け，さらにパスワードで管理するなどの対策を講ずる。病院の事務担当者や情報システム管理担当者などに相談し，協力を求めることもよい。

　各機関の状況に合わせ，実現可能で継続しやすい対策を講じることが大切である。

2）さまざまな形態のカンファレンス
① ミニカンファレンス

　回診・診察前のケース検討やその後の評価と介入計画立案のプロセスも，複数職種が関与して機能していれば，カンファレンスの一形態といえる。いわゆる，ミニカンファレンスである。特に，患者急変やトラブル発生時など新たな問題が発生した際や，早急な対処が必要な場合などに，この形態は有用である。しかし，チーム全体での情報共有が不完全になったり，共有に時間を要したりするなどのデメリットもある。ミニカンファレンスを行う際は，確実でタイムリーな情報共

有を意識したい。

② 主科の病棟カンファレンスへの参加

　チーム医療，多職種連携の重要性が強調される昨今，リエゾンチームが，依頼元主科が開催するカンファレンスに出席するよう要請を受ける機会も多い。その際の工夫について述べる。

・カンファレンス開催の目的を探る
　カンファレンスの開催には目的がある。主科がどのような目的でカンファレンス開催を決めるに至ったかを明らかにする。多くの場合，「うまくいっていない」，あるいは「困った状況」があってのカンファレンスであるため，その具体的状況についてあらかじめ把握しておく。

・カンファレンスにおけるリエゾンチームの役割
　カンファレンスの席上，チームメンバーに求められていることは，精神科医療の専門家としてのコメントであり，具体的解決策の提示であることが多い。ときには，リエゾンチームの役割と責任（第1章3）とは異なるニーズが寄せられるかもしれない。
　生じている問題は複雑化しており，即日で解決困難な場合も多い。主科に求められるままに答えを急ぐのではなく，主科と一緒に解決策を考えていくことを目指す。こうして主科の問題解決能力の向上を支援する。
　また，必要に応じて，リエゾンチームからカンファレンスの開催を提案することも考慮する。

・リエゾンチームからの参加者を決める

　主科から依頼があった場合，チームメンバー全員が揃って出席することは現実的ではない。目的に応じて適切な職種を選出することになる。その際は，各職種の職能的限界について配慮を行う。例えば，精神科医師であれば，具体的な薬物調整にあたり薬剤の選択や用法用量のアドバイスができるが，心理職には不可能である。治療よりも看護や身体的ケアのあり方が問題となっている場合，リエゾンナースの参加がより適切であり，推奨されるであろう。実際には診療や勤務スケジュールの制約があり，参加可能なメンバーで対応することも少なくない。主科は参加者を，リエゾンチームの代表としてみていることが多い。その場でチーム全体としての見解や回答を求められることもあるだろう。必要な時には，カンファレンスの席上では即答はできないが，チームにもち帰り協議し，後日回答することを主科に明確に伝える。そして，出席者がもち帰った課題は，リエゾンチームの多職種で検討し，介入方針を立てる。特に，チーム活動を開始して間もない時期には，このような事情についても主科に説明する必要がある。

3）カンファレンス開催の留意点

　カンファレンスは，問題解決という目的達成のための手段の一つである。カンファレンス開催そのものが目的ではない。カンファレンスを開催した，そこに出席したということのみから満足感を得てしまい，具体的な方策が出ていないにもかかわらず，問題が解決し

たと錯覚することもある。これは主科もリエゾンチームも陥りやすい錯覚である。そのため，カンファレンス開催後，そこで扱われた問題がどのように変化するかについては，注意深くモニタリングを継続する必要がある。

しかし，年に何回以上開催などといった具体的な数値目標が要求されると，多職種カンファレンスを開催すること自体に注力されることがある。カンファレンスは，回数や時間をこなすだけでは無意味である。実施頻度が月末，年度末などに不自然に集中するようであれば，その傾向がうかがわれる。医療者と患者双方の時間とエネルギーを浪費する行為であり，医療倫理の観点からも，このような態度は厳に慎む必要がある。

4. リエゾンチームの回診

リエゾンチームメンバーが，複数名で定期的に患者の入院する病棟を回診する。その目的は，カルテからだけでは得られない情報の収集，リエゾンチーム内での担当者以外のメンバーから見たアセスメント，多職種からなるチームメンバーそれぞれの専門的視点からのアセスメントを行い，それを基にチームとしての介入方針を決めることである。

リエゾンチームの回診を行う際，必要な工夫について述べる。

1）回診のメンバー

回診の際，患者の病状アセスメントに必要な職種が

いることが望ましい。あまり大勢にならないほうがよい。

　大人数で訪問する場合，患者にとっても病棟にとっても無用なプレッシャーとなることが多い。大勢を前に緊張してしまい，本当に伝えたいことが言えなかったという例は，日常診療において回診に限らず出会うことが多い。

2) 回診の時間帯の工夫

　訪問する病棟の特性を把握して，回診時間の設定ができるとよい。手術や処置があるため，患者・スタッフともに多忙な時間の回診は避けるべきである。同様に，入浴やリハビリテーションなどの時間帯も避けたほうがよい。回診に都合のよい時間について，プライマリチームの率直な要望を聞くことができるとよい。

　よくある例としては，プライマリチームの看護師の勤務交代の時間帯に来てほしいという要望がある。深夜と日勤の交代の際，担当患者の申し送りを行う。そこに立ち会うと，申し送りの情報を基にリエゾンチームが回診を行い，対応について具体的アドバイスを日勤者に提供できる。患者ケアにも有効であり，プライマリチームの対応力向上につながると考えられる。

　また，主治医が病棟に滞在する時間に回診してほしいという要望もある。患者訪室前後で，主治医とも対面での情報交換とディスカッションを行うことが可能となる。その場に担当看護師が加われば，ミニカンファレンスも開催可能となる。

　率直な要望を聞くためには，プライマリチームとリ

エゾンチームとの良好なコミュニケーションが重要であり，チーム活動全体を通して日々心がけたい事柄である。

3）精神科へのネガティブイメージへの配慮

　精神科関係者が病室に訪れることに対し，ネガティブな感情を抱く患者・家族がいることにも配慮が必要である。かつては医療スタッフでも，自分の勤務している病棟に精神科スタッフが出入りしていること自体を快く思わない者がいた時代もあった。精神科医療をめぐる歴史的な背景についても，精神科医療従事者として心に留め，必要に応じて適切な対応ができるようにしておきたい。

　これらの問題を徐々に解決するためにも，スタッフや患者等への周知活動（第3章5）は重要である。

4）リエゾンチームの役割を正しく伝える工夫

　多職種チームの重要性が提唱され，主科の病棟には複数の多職種チームが訪問している。代表的なものとして，「緩和ケアチーム」「認知症ケアチーム」「感染対策チーム」「褥瘡対策チーム」などが挙げられる。こうした中でリエゾンチームの役割がプライマリチームに正確に伝わっていない，あるいは誤解されているために，困った状況に出くわすこともある。

　多忙な病棟に，複数の多職種チームが出入りしていると，時にはすべてのチームの役割，特徴，視点が，混乱してしまうこともある。リエゾンチームに緩和ケアチームへの依頼がもち掛けられた，神経内科の回診

と間違えられたというエピソードは，決して珍しいものではない。これらは，『よく知らないチームの見慣れない人』に対して，ごく一般的な反応である。また，別の例として，リエゾンチームの回診時，困っていることが無いかを尋ねても「困っていません」とのみ固い表情で返答するスタッフもいる。精神科的問題について主科が確実に対応できているか，新たな問題を発生させていないかを，リエゾンチームが監査・監視していると誤解されている場合に見られる反応である。

　プライマリチームへの教育的支援を行う中で，プライマリチームのスキルアップが進むと，リエゾンチームの対応が徐々に変化していくこともある。その際，プライマリチームから，「この前はしてくれたことを今回はなぜしてくれないのか」といった不満が示されることもあるだろう。このような場合も丁寧に理由を説明し，リエゾンチームの真の目的の理解に向けた根気強い働きかけが必要となる。

　リエゾンチームの活動内容の周知と，広く言われる『顔の見える関係』を構築することが重要であり，チームの役割を繰り返し伝え続ける忍耐強さも必要と考える。

5）プライマリチームへのねぎらい

　リエゾンチームの回診は，日頃働いているスタッフに直接働きかけるよい機会でもある。プライマリチームの苦労や対応の努力をねぎらうことは重要である。プライマリチームの一人ひとりが，諦めずにこれからもやり続けることをエンパワーするのも，リエゾン

チームの役割である。

　プライマリチームをねぎらうことに,「どうにも照れくさい」「主科から微妙な反応をされる」「お互い戸惑う」というリエゾンチーム側の反応も,実は少なくない。挨拶とコミュニケーションは協働の基本である。主科のスタッフがリエゾンチームの回診に慣れずに,どう接したらよいかわからず,戸惑っている時こそ,リエゾンチームからの積極的な声掛けをすることを推奨する。そのことにより,次第にお互いの硬さがとれ,より柔軟かつ有機的な連携が可能となるだろう。

● 参考文献
1) 秋山剛, 宇佐美しおり編：精神科リエゾンチームガイドブック. 医歯薬出版, 東京, 2017.

第5章

精神科リエゾンチームがよく出会う問題と対応

　プライマリチームは，身体疾患を有する患者の治療やケアを行う中で，その精神症状や問題行動に対して困惑し，適切な対応ができなくなることがある。こうなると，患者の状態はなかなか改善せず，スタッフも疲弊してしまう。このような際に，主治医や看護師からリエゾンチームに相談がくることが多い。また，スタッフ，とりわけ看護師は患者・家族との距離が近く，医療事故や患者の死，患者からの直接的な暴言・暴力などといった衝撃的な場面に遭遇することが多い。スタッフをエンパワメントし，サポートすることも，リエゾンチームの重要な役割であり，その意義は極めて大きい。

　本章では，リエゾンチームがよく出会う問題と対応について，精神疾患を有する患者，抑うつ不安状態にある患者，せん妄を生じた患者，自殺未遂の患者を取り上げて例に示す。また，スタッフへの支援・メンタルヘルス支援についても例に挙げる。

1. せん妄

1) リエゾンチームに依頼がなされるまで

　Aさんは70歳代の男性である。大腸がんの診断で

入院して手術を受けたのちに一度退院し、外来で経過観察されていた。2日前、発熱を主訴に外来を受診し、脱水の兆候も見られたため、入院となった。入院当日、「眠れない」との訴えがあったため不眠時指示のブロチゾラムを内服。その後落ち着かなくなり「仕事に行く」と病棟を出ようとした。翌日より、点滴の自己抜去やケアへの抵抗、スタッフへの暴言・暴力がみられ、大声を出して家族の名前を呼ぶようになった。面会に来た家族も、すっかり様子が変わってしまった患者を前に、「認知症になってしまった」「こんな状態ではとても家には連れて帰れない」と動揺している様子であった。このような状況への対応に困った病棟看護師が主治医と相談し、家族の同意を得た上でリエゾンチームへ介入を依頼した。

2) 現症に対するアセスメント

リエゾンチームは病棟に赴き、主治医と看護師から情報収集を行った。肺炎の兆候が見られ、落ち着かない様子は、入院後急激に出現し、本人は病院に入院している自覚がなく、「閉じ込められている」と話していた。また、今は5月で既に仕事は退職しているにもかかわらず「仕事に行く。冬だから大変なことになる」と、かつての職場に向かおうとするような言動が観察されるとのことであった。これらの症状発現には変動があり、夕方から夜間にかけて特に増悪することが確認された。

その後、リエゾンチームは病室を訪問した。カーテンが引かれており病室は薄暗い。患者は入眠しており、

声掛けに反応し開眼できるが,すぐに入眠してしまう。上肢,下肢,体幹を拘束されていたが,固定は緩く不完全なものであった。

3) リエゾンチームによる介入方針の決定

これらの状況から,患者はせん妄である可能性が高いと判断し,原因としては,脱水,肺炎,ベンゾジアゼピン系薬剤の使用が影響していると考えた。また,対応にあたる病棟スタッフには,せん妄対応に対する教育的支援や心理的支援が必要と考えられた。加えて,家族ケアや退院後の療養支援も必要であることから,リエゾンチームによる多職種支援を行う方針とした。

4) 介入の実際

主科へのフィードバックを行った。精神科医師は,主治医や病棟薬剤師と相談のうえ,薬剤調整を行った。

リエゾンナースが担当看護師に話を聞いたところ,薄暗くして刺激を少なくしておけば穏やかになるのではと思い,昼間もカーテンを閉めていたこと,あまりきつくすると患者が痛くて気の毒だと思い不完全な拘束を行っていたこと,病棟ではせん妄への対応に自信のないスタッフが多いことが語られた。それぞれの問題に対し,看護師の立場で行える具体的なアドバイスを伝えた。特に,点滴ラインがAさんの視界に入らない工夫や,点滴中に看護師や家族が見守る工夫を伝えた。また,身体的拘束は著しい苦痛を伴うため,せん妄の促進因子にもなりうることを説明した。加えて,せん妄に関するミニ勉強会を提案したところ,病棟ス

タッフの賛同が得られ，開催されることとなった。

　リハビリテーションは身体状況を見ながら，ベッドサイドでの理学療法が計画されていた。理学療法士から，Aさんが一番眠くなる14時ごろに理学療法を実施することが新たに提案された。

　リエゾンチームの薬剤師は，不眠時処方として一律にベンゾジアゼピン系薬物が処方されていることを病棟薬剤師と話し合った。病棟薬剤師はこの件を主治医に相談し，主治医は診療科にもち帰り，処方する医師たちに今後の見直しを働きかけた。

　家族へのせん妄の説明はリエゾンナースの支援により担当看護師が行った。症状は似ているようにもみえるが，認知症とは異なることを説明した。身体の状況が改善されれば状態は安定していく見通しも伝えた。また，家族にもせん妄ケアへの協力を依頼した。具体的には，日常使用していた眼鏡や補聴器をもってきてもらうことや，時計やカレンダーを患者からよく見える場所に設置し，自然な会話の流れの中で日時を伝えてほしいこと，話のつじつまが合わなくとも無理に修正する必要はないこと，ハサミや刃物などの危険物はもち込まないこと，日中の面会の際は，極力眠り込まないよう注意をお願いすることなどであった。また，本人の闘病をめぐる家族の思いやこれまでの辛さについては，心理職が担当した。家族から「いずれ必要になるかもしれないので」と，将来利用できる在宅介護のリソースを知りたいという要望があったため，具体的な相談をソーシャルワーカーが担当し，居住地の地域包括支援センターのケアマネージャーとの連携が図

られた。

5）対応のポイント

せん妄を引き起こす要因には，身体疾患や使用薬剤が大きく関与するため，その治療においては主科との連携が不可欠である。また，その対応には，多角的な視点に基づく多職種チームでの関与が重要である。

せん妄の症状のため，別人のようになってしまった患者と対面する家族の苦痛は非常に大きなものである。患者の「背景」としてとらえられがちである家族が背負うさまざまな辛さにも目を向け，リエゾンチームの多職種がそれぞれの立場から患者家族に関与するメリットは大きい。

せん妄は，早期発見・早期介入が重要であり，入院前からのリスク評価も注目されている。その一方で，主科のスタッフからは「わかりづらい」「対応に自信がない」という声も少なくない。定期的な勉強の機会や最新の知見を継続して提供することなどを通じ，質の高い医療を，プライマリチームが自信をもって提供できるように支え続けていくことも，リエゾンチームの果たすべき大きな役割であると考えられる。

2. 不安・抑うつ

1）ケースの概要

30代の女性Bさんは乳がんの診断で，右乳房全摘出の手術を受け，入院中である。今後抗がん剤治療と，ホルモン治療を行っていくことを主治医から告げられ

たが，その頃から落ち着かず泣いていたり，不安そうな表情で何度も，時には夜中にもスタッフステーションにやってきては看護師に「私はこれからどうなるのでしょうか」と尋ねるなど，不安が高まっている様子で，退院日を決定できずにいた。そこで，病棟スタッフが主治医と相談の上，リエゾンチームに対応を依頼した。

2) 現症に対するアセスメント

　まず，リエゾンチームの精神科医師が病棟に赴き，主治医や病棟スタッフから情報収集を行った。スタッフによると，Bさんはがんの告知を受けたときは冷静で，手術までは特に問題行動はなかったが，手術後は泣いている様子も見られ，夜もあまり眠れていないようだとのことであった。看護師に対し「私は何も出来なくなってしまった。せっかく手術をしたのに，生きている価値がない」といった発言もあったため，病棟スタッフはBさんについて「うつ状態ではないか」「希死念慮があるのではないか」と感じ，関わり方にも不安をもち，リエゾンチームに依頼したことが確認された。Bさん本人には，病棟スタッフから「一度こころのケアのチームに相談してみませんか」と声をかけており，リエゾンチームの介入の同意は得られているとのことであった。

　精神科医師がBさんに会ったところ，「今まで元気だったのに，今は何もできない，がんに加えて頭もおかしくなってしまった，生きていても仕方ない」などの発言が聞かれた。

その後，リエゾンチームのカンファレンスで，精神科医師が面談してきた内容を共有し，今後の方針について検討を行った。Bさんは現在不安，抑うつを呈しており薬物治療が必要と思われること，何が不安なのかについて丁寧に話を聞く必要があること，病棟スタッフに関わりのアドバイスが必要であることが話し合われた。その上で精神科医師が薬物療法を行い，リエゾンナースは看護師に対して介入を行い，心理職はBさん本人に対する心理面接を行うという役割分担をした。この方針は病棟スタッフと本人に伝えられ，主科である乳腺外科のチームとリエゾンチームが情報共有しながらBさんの支援にあたることになった。

3) リエゾンチームの各職種の関わりの実際

　Bさんに，リエゾンチームのメンバーが関わる介入方針が説明され，各職種の関わりが開始された。支援内容は，電子カルテ上に記して情報共有を図った。

　まず，精神科医師からは薬物療法が施され，Bさんは以前よりもゆっくり眠れるようになった。リエゾンナースは病棟看護師に対し対応方法の助言などを行った。Bさんから死にたいという言葉が出ると対応に緊張してしまう看護師の気持ちにも理解を示した上で，Bさんの発する言葉を傾聴して欲しいこと，対応に困ったらリエゾンチームにすぐに相談して欲しいことを伝えた。

　心理職はBさんとの面接を継続した。面接において，Bさんから「母親が面倒を見てくれているが，あまり頼ってはいけないと思っている」「子どもが可愛いと

思えず，会っても疲れてしまい，そんな自分がとても嫌だと思っている」といったことが語られた。心理職はBさんに今後に不安を感じるのは当然のことであると伝え，うつが良くなる経過について説明した。頭が働かなくなるのは症状で，徐々に回復していくこと，焦らないで待つことなどを伝えた。また，Bさんは元々完璧主義で，家庭に復帰したらすぐに家事などをこなさなければならないと自分を鼓舞しようとして，その焦りから不安定になっていた様子であったため，辛いときにSOSを出すのは決して悪くはないということも面接の中で伝えていった。同時に心理職から病棟スタッフに，Bさんが元々の性格傾向ゆえに自ら追い込んでしまい，辛くなっているようだ，と解説した。

　こういった関わりを各職種が行う中で，Bさんの不安，抑うつは徐々に改善し始めた。また，病棟スタッフも対応に困ったときはリエゾンチームのメンバーに相談し，ミニカンファレンスをもつことで，落ち着きを取り戻した。Bさんは不安を看護師に訴える頻度も低下し，延期となっていた退院日を決めることができた。

4）対応のポイント

　精神科患者の対応に慣れていないスタッフは，「死にたい」という患者の言葉を聞くだけで，戸惑ってしまうことがある。ここでは，リエゾンチームが共に関わることで，病棟スタッフが落ち着いてBさんに対応できるようになり，Bさん自身も，病棟スタッフもそれぞれ安定を取り戻した。プライマリチームとリエ

ゾンチームで複数回のミニカンファレンスを行い，Bさんの支援について方向性を共有した。さらに，リエゾンチームが把握したBさんの症状の背景にある気持ちや状況について主科のスタッフにも説明し，理解を促したことも，効果的な支援であったと考えられる。

3. 精神障害を有する身体疾患患者

1) ケースの概要

　Cさんは，60代後半の単身生活の男性である。双極性障害と2型糖尿病を持ち，精神科と内科にて通院加療していた。ある日，妹が訪ねていったところ衣類やゴミなどが散乱した家の中で倒れているCさんが発見され，救急搬送となった。Cさんは，軽躁状態になると服薬を中断してしまう傾向があり，今回も服薬中断によりうつ状態となってセルフケアができず糖尿病が悪化したものと考えられた。入院時，すぐに精神科にコンサルトがあったため，精神科医師は併診して中断していた気分安定薬を再開した。

　入院してしばらく経ったある日の早朝，Cさんが洗面所で大きな水音を立てて上半身裸になって洗濯をしていると，他の入院患者からの指摘があった。看護師が注意したところ，Cさんは「ジュースをこぼしたから着替えようと思ったんだ，何が悪いんだよ」と怒り口調で答えた。その頃から，携帯電話で話しているCさんの声がうるさい，という訴えが同室者から出るようになり，看護師が対応に追われるようになった。精神科医師は，この情報を得て，単独で関わるよりも多

角的に情報をとらえ，多職種で関わる方が有用であろうと判断し，リエゾンチームによる介入が開始されることになった。

2) リエゾンチームによるアセスメントと介入方針の決定

リエゾンチームが病棟を訪ね，主治医と，担当看護師，看護師長と共にカンファレンスを行い，情報共有を図った。もともとＣさんが双極性障害を抱えていることは内科主治医も知っていたが，最近，急に躁状態に移行したようで，あちこちで患者に声をかけてしまうなどのトラブルが増えていた。スタッフからの注意は聞き入れる時もあれば，声を荒げる時もあり，気分の変動があること，特定の看護師に執拗に声をかけることなどの問題が挙げられた。特に看護師がＣさんへの対応と，他患者からのクレーム対応で疲弊しているということであった。

リエゾンチームは，Ｃさんの人懐こく寂しがり屋の性格傾向と躁状態が相まって他者への干渉が強くなっていると考えた。しかし，その干渉が執拗なために，看護師や他の患者に避けられてしまい，イライラが募っていると推察した。また，躁とうつの繰り返しにより理解力が以前よりも低下している可能性も考えた。プライマリチームに対して，Ｃさんの内科的治療が安全かつ円滑に行えるよう，躁状態に対して薬物調整を行うこと，リエゾンチームの各職種が専門性を活かした関わりを行い，Ｃさんの内科治療を支援していくこと，場合によっては精神科への転科も検討するこ

とを説明した．Cさん本人には，精神科医師から，今回の入院治療がスムーズに行えるよう，精神科医師以外のさまざまな専門職も一緒に支援していくことを伝え，了承を得た．

3) リエゾンチームの各職種の関わりの実際

精神科医師は，糖尿病という合併症を考慮して内科主治医や薬剤師と相談の上，薬剤調整を行った．心理職は個別面接を行い，心理教育的な面接を心がけた．リエゾンナースは看護師に対して，精神疾患を有する患者を「面倒な患者」と感じてしまうと訪室頻度も下がり，それを患者は敏感に感じ取ってますますうまくいかなくなることがあると伝え，患者に対する陰性感情についてはスタッフ内のカンファレンスで気持ちを出し合って行くべきこと，また，Cさんに対してダメなものはダメであるとしっかり伝えたほうがよいことをアドバイスし，看護師の対応の統一を図った．

リエゾンチームが継続的に関わることによって，Cさんの精神状態や行動は安定し，内科の治療も進んでいった．退院に向けては退院支援担当の看護師が中心になり支援を行った．リエゾンチームとしては，単身生活のCさんが生活が乱れて服薬中断した結果，不調になって入院することを繰り返しているため，内科・精神科共に通院が途切れないように同じ受診日に設定することを提案した．訪問看護やヘルパーの関与も必要と考えられたため，ソーシャルワーカーの関与で訪問看護，ヘルパー，食事の宅配サービスの導入を手配した．退院直前には関係機関の関係者を含めての合同

カンファレンスを行い，Cさん同席で今後の支援について話し合いを行った上で，退院となった。

4) 対応のポイント

精神科の治療が停滞すると内科的疾患の自己管理ができなくなるCさんに対しては，その内科的な疾患の回復のために，積極的に精神科治療を行っていくことが必要であった。また，同じ事態を繰り返さないよう，退院後の生活環境を整えることも重要であったと思われる。そこに多職種の関わりが活かされた例である。

4. 自殺未遂

1) リエゾンチームに依頼がなされるまで

Dさんは，40代の男性会社員である。不眠症と適応障害で近くの精神科クリニックに半年前から通院していた。ある日，Dさんは職場を無断欠勤した。これまでの勤務態度は非常に真面目で，そのようなエピソードは一度もなかったため，Dさんの上司は不審に思った。同僚を伴い本人宅を訪ねてみたところ，台所で倒れているDさんを発見した。周囲には市販の風邪薬や下剤，複数の医療機関からの処方薬のシートが散乱しており，テーブルの上には遺書が置かれていた。その場で上司が119番通報を行い，救急車で救命救急センターに搬送された。

救命救急センターで大量服薬に対する処置が行われた。生命に別条はなかったものの，引き続きの状態観

察が必要と判断され，救急病棟へ入院となった。

病棟スタッフから救命センター主治医を通じて，リエゾンチームに介入依頼があった。

2）リエゾンチームによるアセスメント

リエゾンチームが病棟を訪ね，看護師，病棟師長から情報収集を行った。Dさんは話しができる状態になり，病棟内では現在のところ問題なく過ごせている。しかし「精神科受診歴のある患者で何をするか予測がつかない」「自分たちの対応でよいのか今一つ自信がない」という不安が語られた。正直な気持ちとして，「できれば早く退院させたい」「入院継続の必要があるなら，精神科への転科転棟を，無理なら転院させてほしい」という思いも語られた。リエゾンナースがさらに詳しく話を聞いたところ，自殺企図患者や精神科既往のある患者対応に，プライマリチームの多くが自信のなさや不全感を抱えていることが明らかになった。

本人のところには，まず心理職が訪れた。Dさんは「少し落ち着いた」「もう死んだほうが楽と思えるほど辛かった」「その結果，こうしてたくさんの人に迷惑をかけてしまった。本当に申し訳ないと思っている」と話した。ここ数週間，早朝に目が覚め寝付けず，その間嫌なことばかり頭に浮かぶこと，食欲も落ちていること，日中も仕事に集中できなくなっていることも明らかとなった。大量服薬のエピソードについては「取引先と部下との板挟みになって辛かった」と話した。その後，精神科医師が診察した際には，「自殺は二度としません」と自ら約束した。しかし，自殺をしない

のは「これ以上迷惑をかけたくない」ためであり,「終わりにしたい」気持ちは完全に否定できないこと,今回の入院にあたっての医療費の支払いや休職した場合は手取り収入が減少するのではないか不安であるといった経済的な悩みがあることも話し始めた。

3) アセスメントに基づくリエゾンチームによる介入方針の決定

心理職の面接と医師の診察から,うつ状態による自殺企図と考えられた。現在は落ち着いているが,自殺を企図したことによるカタルシス効果も否定しがたい。治療の継続が必要であり,かかりつけ医との連携が必要である。経済的な悩みについては,現実的な対応が必要であると考えられた。また,プライマリチームには,自殺企図患者や精神科既往のある患者対応のアドバイスが必要と考えられた。これらを踏まえ,リエゾンチームによる多職種支援を行う方針とした。

4) 介入の実際

精神科医師よりDさんに対し,うつ状態については治療継続の必要があることを伝えた。Dさんから,退院後もかかりつけ医での治療継続を希望すること,必要であれば入院治療も考えていることが語られた。精神科医師と主治医が話し合い,それぞれの診療情報提供書をかかりつけ医宛に発行することとした。ソーシャルワーカーは,かかりつけ医と,隣県に住む本人の姉に連絡を取った。クリニックからは,これまでの治療経過についての情報提供を受ける手はずを整え

た。また，入院で数日経過を見た上で，姉とともにクリニックを受診し，そのまま系列の精神科病院に転院する調整を行った。さらに，医療費や収入減少といった現実的な経済問題についての相談援助を行った。プライマリチームにも，精神科的な現在の病状と今後の見通しについて，わかりやすく説明を行った。

さらに，自殺企図や精神科既往のある患者対応について，病棟とリエゾンチームで合同の勉強会開催を提案した。病棟の問題意識や学習意欲は高く，勉強会は継続開催となった。その中で活発な論議が展開された。また，勉強会を通して病棟スタッフとソーシャルワーカーとの関わりが増え，社会資源についての知識も深まった。プライマリチームは，徐々に自信をもって患者と接することができるようになった。その後，精神症状や自殺理由など，これまで苦手としていた重要な情報も病棟スタッフが聴取できるようになり，リエゾンチームと連携を取りながら，主体的に患者と関わることができるようになった。

5) 対応のポイント

自殺企図患者が入院した場合，入院中の再企図予防のためにも，早期介入が望ましい。精神症状の評価，自殺企図に至る背景の探索，治療継続の必要性を判断する必要がある。かかりつけ医療機関がある場合は，連携が重要である。経済状況など具体的な懸念を解決するためには，ソーシャルワーカーの関与が大きな力となる。多職種からなるリエゾンチーム介入の強みと言える。

1ケースごとの対応だけでなく，プライマリチームが類似の問題に不安なく自信をもって対応を行えるためのサポートも重要である。リエゾンチームによる勉強会に加え，チームメンバーのカンファレンスへの参加も効果的と考えられる。

5. スタッフのメンタルヘルス支援

1）リエゾンチームに依頼がなされるまで

　Eさんは50代の男性で，80代の父親と暮らしていた。10代でうつ病，20代に糖尿病を発症し，30代で糖尿病の悪化により入退院を繰り返すようになり，仕事を退職し，自宅に引きこもるようになった。40代でうつ病の診断を受け，抗うつ剤が処方されていた時期もあったが，自己中断し，現在は受診もしていない。今回，排尿困難が数日続き，下肢の浮腫のために歩行も困難となり，父親に連れられて受診，そのまま入院となった。

　入院後，Eさんは透析を余儀なくされた。Eさんは強く拒否したが，長年の主治医の説得により，入院翌日から透析が行われた。しかし，Eさんの透析を拒否する気持ちは続いていた。入院から1週間が経った夜，Eさんは不眠を訴え，担当の看護師に「透析をするくらいなら死んだほうがましだ」という言葉をもらしていた。

　その日の夜，Eさんは寝息をたててよく眠っていたという。しかし，早朝，病室の浴室内でぐったりとしているEさんをG看護師が発見した。当直の救急医

およびG看護師，H看護師により蘇生が試みられたが，その後死亡が確認された。後に死因は，浴室の水道の蛇口にタオルを巻いて自殺を図ったことによる縊死ということがわかった。病棟師長からリエゾンナースに対して，Eさんの自殺の現場に遭遇したG看護師とH看護師の精神的側面のケアをどのようにしたらよいのかという相談があった。

2）収集した情報からのアセスメント

この件については，直ちにリエゾンチームのカンファレンスの場で共有された。その際，この件に関して病棟スタッフに生じている反応とニーズについての情報収集が早急に必要と判断され，精神科医師から主治医と当直の救急医，リエゾンナースから病棟師長に働きかけることとなった。その後のカンファレンスで，主治医は自分が透析を勧めた結果生じた事態ととらえていること，自殺現場に携わった当直の救急医とG看護師とH看護師は，ショックを受けながらも医療安全推進室からの事情聴取など目の前のことに追われていることが共有された。

3）リエゾンチームによる介入方法の決定

リエゾンチームは，病棟スタッフ，特に当事者となったスタッフが自身の心身の状態に気を配り，仕事を続けられるように支援する方針をたてた。そして，継続してスタッフの反応を把握して，適宜，カンファレンスの場で共有し，必要な支援を検討することにした。

4) 介入の実際

① 当事者のスタッフの反応の把握

　事態が落ち着いた時点で，直接自殺場面に遭遇した当直の救急医とG看護師とH看護師それぞれから，精神科医師とリエゾンナースが話を聞き，その後に生じ得る反応について説明した。当直の救急医は，今は少し動揺しているが，これまでにも似た経験があり，おそらく自分で対処できるということであった。H看護師は13年の経験があり，その場での対応を振り返り，透析導入に対してEさんの意思が尊重されなかったことを悔やんでいたが，その後は，いつも通りに勤務を続けることができていた。自殺現場の第一発見者であった2年目のG看護師は，その3日後の勤務後の面接で，熟睡できていないこと，Eさんの部屋の前を通るのが怖く避けていること，仕事中に理由もなく不安になり涙が出てきてしまうこと，などを語った。

② ストレス反応の強いスタッフに対するメンタルヘルス支援

　カンファレンスでは，G看護師の急性ストレス反応は，短期間の介入での改善は難しいだろうという判断に至り，リエゾンナースからG看護師に産業医面接を勧めた。G看護師は，産業医から紹介された近隣の心療内科のクリニックを受診し，2週間の休養後に復帰した。その後は，病棟師長の支援だけで仕事を続けることができた。

③ 病棟師長と協働して行うプライマリチームへのサポート

　病棟師長は，当初，上司から巡視の状況や自殺の危険の予測などについて細かく問われ，管理者としてその説明や事後処理に目いっぱいの状態であった。少し時間を経て，当事者への気遣いとは別に，スタッフがこの件に触れずに淡々と仕事をこなしていることを気にし，どこかで思いを吐露できる場がもてないかと考えていた。そこで，リエゾンナースからデブリーフィングを行うことを提案した。病棟師長は自殺の事態に関わったことが初めてでデブリーフィングの進め方や対応に不安であると話したため，心理職から基本的な進め方について説明し，病棟師長が安心してその場に臨めるように支援した。

　Eさんの自殺から10日後に，参加を希望するスタッフが集まり，病棟師長の進行を心理職がサポートする形で，デブリーフィングが行われた。そこには，H看護師，Eさんの主治医，透析を担当していた技師も参加した。また，リエゾンチームからは，精神科医師，心理職，リエゾンナースが同席した。看護師からは，Eさんに対する悔やみ，同じ状況で対応できるかの不安，仲間に遠慮してこの件を口にできなかった気持ちなどさまざまな思いや感情が吐露された。主治医は，悩みながらEさんに透析を勧めた自身の複雑な思いを語った。それに対してH看護師から，話を聞けてよかった，同じ状況に出会った時にもっと積極的に関わりたいという言葉があった。

5) 対応のポイント

　スタッフが衝撃を受ける事態が生じた際には，できるだけ早期にその情報をキャッチし，リエゾンチームで方針を共有し，対応を検討する必要がある。ニーズは経過とともに変化するため，現場の状況について，管理者や産業医などの産業保健スタッフと協働して状況をモニタリングし，個別，あるいは集団に対する必要な介入を見極めることが重要である。なお，安易なデブリーフィングは避け，しっかりとしたアセスメントの上で行われる必要がある。

第6章

リエゾンチームにおける地域連携

1. 地域の病院との連携

　これまでの章では，リエゾンチームの病院内での活動に焦点をあててきた。しかしながら平均在院日数の短縮化や，精神科医師の業務の多様化，複雑化に伴う負担増[6]などさまざまな要因があり，総合病院で完結しえないリエゾン活動も多く出てきていると思われる。また2013年度からの第6次医療計画において，これまでの4疾病に精神疾患が追加されたことにより，今後の地域医療構想に精神科医療を包含させるべきとの声[10]もある。さらに厚生労働省[4]によるチーム医療についての報告においても，「また，我が国の医療の在り方を変えていくためには，医療現場におけるチーム医療の推進のほか，医療機関間における役割分担・連携の推進，必要な医療スタッフの確保，いわゆる総合医を含む専門医制度の確立，さらには医療と介護の連携等といった方向での努力をあわせて重ねていくことが不可欠である」と述べられている。今後のリエゾンチームの活動は，診療圏内の精神科診療所や精神科病院のみならず，一般病院や福祉関連施設などとも連携をとりつつ，地域全体を視野に取り組んでいくことが求められる。

本章では，まず地域の医療機関や福祉関連施設等との連携について，留意点と対応について触れる。次に，より地域へのアウトリーチを意識した「地域におけるリエゾン診療」[12]についても，いくつかの先駆的な試みを紹介する。

2. 他院・他施設との連携

1）連携の土台作り

精神科病院や一般病院などから地域の総合病院精神科へ患者の紹介がある場合，必ずしも紹介する側が総合病院精神科の機能や役割について正確な理解をしているとは限らない。「合併症なら何でも受け入れてくれる」「あの病院なら何とかしてくれる」といった過度な期待から，「どうせ受け入れてくれない」「どうやって連携をとっていいかわからない」といった失望や不満など，その認識はさまざまであろう。そのため，病院間連携の前提として，それぞれの病院における合併症治療の実際や，精神科での現状，地域における役割などを，具体的なイメージとして共有していくことが望ましい。そのためには精神保健福祉士などのリエゾンチームスタッフが地域の精神科病院と定期的に話し合いの場をもち，合併症患者や，実際に他院から紹介のあった患者についてのケースレビューを通して，ケースへの関わりを中心とした情報共有を行うなどの工夫が必要である。

実際のケースを通したやりとりを定期的に行うことで，日常連携における役割の合意形成[8]がなされる

と考えられる。この「日常連携における役割の合意形成」がなされていないと，それぞれの医療機関が言い分を一方的に主張し合うことに終始してしまい，各々の役割や特性が生かされないばかりか，結果的に患者に必要な医療が提供されないことにもつながりうるので注意が必要である。

　一般科においては自分の主科の治療が最優先であるため，他の精神科病院などから身体疾患の治療依頼があった際に，精神科的なアセスメントや入院中の精神面への配慮について考慮しないままに一般科の病棟に入院させ，病棟内で精神科的な問題が起こってからリエゾンチームに依頼が来ることが起こりうる。また精神疾患があることを理由に一方的に受け入れを断ってしまうということも起こりうる。どちらも患者に必要な医療やケアが適切なタイミングで提供されないことになってしまう。そのため院内においても，医療ソーシャルワーカーや他科の医師と日頃からの連携を大切にし，精神科病院からの依頼に関して，早い段階でリエゾンチームに情報が入るような形を構築しておくことも必要である。

　また近年の入院患者の高齢化の影響で，介護保険を利用する患者への支援が必要になることも増加している。そのため医療ソーシャルワーカーのみならずケアマネージャーや訪問看護スタッフ，退院調整看護師など，院内・院外のさまざまな福祉関係の職種との連携も求められる。

2）精神科病院からの転院依頼

　精神科病院から総合病院精神科に対して，精神疾患を有する患者の身体疾患治療を目的とした転院依頼がなされた場合，リエゾンチーム活動ガイドライン試案[5]では以下の項目について確認することを推奨している。

①市内の精神科病院に入院中であること
②急性期身体症状を有すること
③転院に関して本人と保護者の同意が得られていること
④合併症治療終了後には依頼元病院へすみやかに転院の手続きができること

　以上のうち，①，②については，それぞれの病院の特性や医療圏の事情で変わることもあるかもしれないが，③，④については確実にその手続きを踏んでおくことが必要である。
　③については，依頼元の病院で確認するのみならず，受け入れ先の診療科，また可能であれば精神科にも事前に外来受診をして確認をすることが望ましい。精神科的問題を既に抱えている患者が身体疾患の治療で入院をする場合，事前に精神科の外来受診の手続きを踏むことで，精神科的な見立てがなされ，事前の紹介内容における精神症状の状態と実際の状態とが異なっていた場合の混乱を防いだり，身体的な治療についての患者への説明，患者の意思決定支援などがより適切になされたりするなど，患者本人，家族のみならず診療

を担当する主科の医師にとっても有益であることが多い。

しかしながら,その場合には治療の意思決定や説明を,誰がどこまで行うのかが曖昧になってしまう可能性があり,関係職種での事前の打ち合わせが必要である。また重複診察にもなるため双方の医事課同士でのやりとりも求められる。

④については,転院依頼がなされた段階で,身体疾患治療後の見通しをさまざまな側面から立てておくことが重要である。そういった見通しがないままに患者を受け入れることは,結果的に予定外の長期入院になることもあり,現場スタッフの疲弊や合併症治療に対する病棟スタッフの否定的な認識を強めかねない。受け入れの際に,依頼元の病院としっかりと了解を取っておけるとよい。

また,入院を精神科病棟にするのか,一般病棟にするのかの判断も必要となる。実際には,リエゾンチームにおいて情報共有を行い,チーム内の職種の意見,またそれぞれの病棟の事情などを加味しつつ,最終的に一般科医師と精神科医師との話し合いで決定されることがほとんどであろう。その場合,それぞれの医師の役割や往診の頻度,緊急時の対応などについて,受け入れ先の病棟の不安を最小限に抑える取り組みを行うことがリエゾンチームの責務である。

3) 他院への転院・施設への入所

総合病院精神科における事情や役割を考えると,ある程度の治療がなされた段階で,依頼元の病院を含め

た他院への転院，施設への入所が検討される。その際に留意すべき事項には，継続すべき治療に関すること，社会的状況に関することが含まれる。

継続すべき治療に関することとしては，術後の管理がどの程度必要になるのか，術後も継続される治療があるのか，その治療をどの医療機関が行うのか，また医学的な管理物や手技の獲得を転院先・入所先の関係者に求めることができるのかどうか，退院後の通院はどうするのか，現在処方されている薬剤が継続できるか，不可能であれば他のどこで受け取るのか，などが含まれる。特に薬剤については薬価が問題になることもある。老人保健施設においては，薬剤の料金が施設側の負担になるため，薬価の高い薬剤を使用していることが施設での受け入れの妨げになることもあり，薬剤師や主科の医師とも相談の上，薬価が低い薬剤に置換していくことが求められることもある。

社会的な状況に関しては，治療費の工面がどの程度できるのかといった経済的な事情，家族や友人などとの関係性，転院・入所に対する患者本人や家族等関係者の思い，今後のキーパーソンは誰か，といったことが含まれる。キーパーソン不在の場合もあり，患者本人が医師との治療契約をどの程度結べるかをアセスメントした上で，アセスメントの結果次第では後見人制度の利用を考慮することもある。

上記に述べた以外にも，状況によってさまざまな留意点が存在するため，チームにおいて多面的な検討を行いながら，転院先・入所先の関係者と細かい点を確認していく丁寧さが求められる。

3. 地域へのリエゾン

これまでの総合病院におけるリエゾンチーム活動のほとんどは，入院治療を基本とするものであったが，堀川[12]が指摘するように，入院治療を基本とする精神科リエゾン活動では，地域で暮らす大勢の身体疾患患者や，一般病院・診療所が関わっている患者が対象にはなっていない。精神科リエゾンの役割に照らし合わせてみれば，院内の活動だけでなく，地域の精神科病院や一般病院，また地域生活支援センターなどの公的機関へのアウトリーチが求められる活動も潜在的には多くあると考えられる。実際に，多くの一般病院や診療所においても，精神科リエゾン活動のニーズがあるとの報告がなされている[8]。Michaelら[14]は地域にリエゾン活動を広げる対象として「医学的に説明困難な症状」「長期介入が必要なケース」「周産期メンタルヘルス」の3つを挙げている。

北田[3]は，地域におけるリエゾンチームの臨床課題として，①身体合併症問題，②精神科未治療・治療中断者に対するアウトリーチ支援を挙げている。その中でも②においては，初発精神病性疾患患者は最初の受療機関として有意に一般科を選択しているという報告を例に出し，アウトリーチ支援の一つの形として，プライマリケアにおける診療所との連携の必要性を訴えている。同じように，岸[2]も「身体疾患治療現場でのうつ病治療成功に必須なものは，ケースマネジメントと精神医療の関与（共同治療）である」と述べ，プライマリケア現場におけるリエゾンチームの活動の

可能性を示唆している。

また，WHO[15]は「Integrating mental health into primary care」というテーマで，メンタルヘルスに関わるスタッフが診療所のみならず，地域のNPOなどとの連携も視野に，継続的な関わりを行うことを提唱している。

この領域については，田中[9]が，他院入院患者への往診という形で地域へのコンサルテーション・リエゾンを実施していたという先駆的な例や，澤ら[7]による，精神科病院からいくつかの総合病院に非常勤としてリエゾン精神科医師を派遣し，「となりの病棟を行き来する感覚で」，患者の転院が行われるようになった例など，リエゾン精神科医師のアウトリーチに関する報告がある。また五十嵐ら[1]による心理職の受療支援の例など，医師以外のメディカルスタッフによる活動も報告されている。

渡邉[13]は，市の母子保健と精神医療を結びつける連携モデルを構築して行われた妊産婦のメンタルヘルスへの試みなど，行政を巻き込んだ介入について報告を行っている。母子保健の領域については，2018年度の診療報酬改定によって「ハイリスク妊産婦連携指導料」が新設されたことも付記しておきたい。これは精神疾患のある妊産婦を精神科，産科，地域の保健師などが連携を行いながら支援していくことに対する加算であり，多職種でのカンファレンスも算定要件になっている。地域へのリエゾン活動の一つの形として定着していくことが期待される。

4. 今後の課題

　この章で述べてきたような病院間の連携が円滑に行われるためには，診療報酬上の問題も解決していかなければならない[6]。今後は往診の診療報酬点数の引き上げや，入院中の他院外来受診における入院基本料の減額緩和[11]など，アウトリーチに向けた診療報酬の構築が必要であろう。

　地域へのリエゾンは，2025年を目処に厚生労働省が推進している「地域包括ケアシステム」の中に，精神科医療をどのように位置付けるかという課題にもつながっている。この領域における可能性を探りつつ，地域のニーズに応じた新しい形での精神科リエゾン活動の発展，またアウトカムの報告が望まれる。

◆ 文献

1) 五十嵐友里ほか：うつ病診療における協同的ケアの実践報告―臨床心理士による受療行動への介入．総合病院精神医学，26：389-396，2014．
2) 岸泰宏：コンサルテーション・リエゾン精神医学におけるアウトリーチならびに多職種介入の重要性．臨床精神医学，43：853-858，2014．
3) 北田志郎：在宅医療を主とした内科診療所における精神疾患を有する患者の割合と精神科医の関与．日社精医誌，26：70-77，2017．
4) 厚生労働省：チーム医療の推進について（チーム医療の推進に関する検討会報告書），http://www.mhlw.go.jp/shingi/2010/03/dl/s0319-9a.pdf，2010．
5) 小石川比良来ほか：精神科リエゾンチーム活動ガイドライ

ン試案. 2012年度障害者総合福祉推進事業 指定課題25「精神科リエゾンチーム活動ガイドラインの作成について」成果物.
6) 小石川比良来：精神科リエゾン―診療報酬の改定と今後の課題. 臨床精神医学, 46：81-90, 2017.
7) 澤滋ほか：超高齢社会における地域内精神科アウトリーチリエゾンコンサルテーション活動報告. 第30回日本総合病院精神医学会総会抄録集, 182, 2017.
8) 清水洋延：急性医療と臨床感覚～精神保健福祉士の立場から. 第2回精神医療・新さざなみネットワーク発表資料. 2017.
9) 田中香織里, 金島智之ほか：地域におけるコンサルテーション・リエゾンへのニーズと他科医師の意識について. 病院・地域精神医学, 38：84-85, 1996.
10) 中島豊爾：精神科医療を地域医療構想の中に！. 日本医事新報, 4759：15-16, 2015.
11) 松永力：精神科医の立場からみた精神科身体合併症治療. 医療, 70：404-407, 2016.
12) 堀川直史：地域として行うリエゾン診療. 総合病院精神医学, 26：362-367, 2014.
13) 渡邉博幸：精神科医は，母子保健とどのように連携していくのか？―松戸市の取り組みを例に―. 精神神経学雑誌, 120：52-58, 2018.
14) Michael Parsonage, Matt Fossey & Carly Tutty：Liaison psychiatry in the modern NHS. www.centreformentalhealth.org.uk, 2012.
15) WHO：Integrating mental health into primary care. 2008.

精神科リエゾンチーム活動指針
日本総合病院精神医学会治療指針 9

2019 年 6 月 3 日　初版第 1 刷発行

編　　集	日本総合病院精神医学会 リエゾン多職種委員会
発 行 者	石澤雄司
発 行 所	株式会社 星 和 書 店 〒168-0074　東京都杉並区上高井戸 1-2-5 電話　03（3329）0031（営業部）／ 03（3329）0033（編集部） FAX　03（5374）7186（営業部）／ 03（5374）7185（編集部） http://www.seiwa-pb.co.jp
印刷・製本	株式会社 光邦

©2019　日本総合病院精神医学会リエゾン多職種委員会／星和書店
Printed in Japan　　　　　　　　　　　　　　　　　ISBN978-4-7911-1015-5

- 本書に掲載する著作物の複製権・翻訳権・上映権・譲渡権・公衆送信権（送信可能化権を含む）は（株）星和書店が保有します。
- JCOPY 〈(社)出版者著作権管理機構 委託出版物〉
  本書の無断複写は著作権法上での例外を除き禁じられています。複写される場合は，そのつど事前に(社)出版者著作権管理機構（電話 03-3513-6969,
  FAX 03-3513-6979, e-mail：info@jcopy.or.jp）の許諾を得てください。

認知症診療連携マニュアル

日本総合病院精神医学会治療指針 8

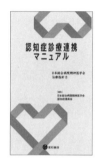

日本総合病院精神医学会
認知症委員会 編

四六判変型(縦 18.8 cm × 横 11.2 cm) 200p
定価:本体2,800円+税

認知症の高齢患者さんの治療がスムーズに進むように、医師、看護師をはじめとするすべての医療者に向けて、認知症についての解説、実践的な対応、地域連携等を前提とする退院へのフォローなど、具体的に紹介する。

せん妄の臨床指針
〔せん妄の治療指針 第2版〕

日本総合病院精神医学会治療指針 1

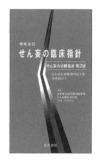

日本総合病院精神医学会
せん妄指針改訂班(統括:八田耕太郎) 編

四六判変型(縦 18.8 cm × 横 11.2 cm) 148p
定価:本体1,800円+税

せん妄治療に欠かせない指針となったベストセラー『せん妄の治療指針』を 10 年ぶりに大幅に改定。蓄積されたエビデンスと現場感覚とが見事に融合されたガイドラインは、世界的にも類をみない。

発行:星和書店　http://www.seiwa-pb.co.jp

静脈血栓塞栓症予防指針

日本総合病院精神医学会治療指針 2

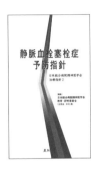

日本総合病院精神医学会
教育・研究委員会（主担当：中村満）編

四六判変形（縦 18.8 cm × 横 11.2 cm） 96p
定価：本体 1,800 円 + 税

肺血栓塞栓症・深部静脈血栓症の予防・早期発見・早期治療をまとめたガイドライン。症状の概要、各リスクレベルに関して具体的に解説し、各医療機関の臨床現場で活用しやすい充実の内容。

身体拘束・隔離の指針

日本総合病院精神医学会治療指針 3

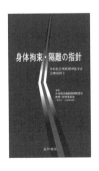

日本総合病院精神医学会
教育・研究委員会（主担当：八田耕太郎）編

四六判変形（縦 18.8 cm × 横 11.2 cm） 112p
定価：本体 2,200 円 + 税

身体拘束・隔離の手順や手続き、判断の仕方、用具の使用法などをわかりやすく解説した本邦初の公式指針。精神科病床のみならず一般病床の内容も盛り込み現場で真に役立つ書。

発行：星和書店　http://www.seiwa-pb.co.jp

急性薬物中毒の指針

日本総合病院精神医学会治療指針4

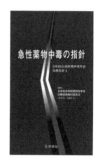

日本総合病院精神医学会
治療戦略検討委員会（主担当：上條吉人）編

四六判変型（縦 18.8 cm × 横 11.2 cm）　132p
定価：本体 2,400円 + 税

急性薬物中毒の治療は、ＥＢＭに基づいて大きく見直されている。精神科では、有効でない治療が行われていることが多い。本書は、身体科救急施設で行われているような最新の治療法を紹介する。

向精神薬・身体疾患治療薬の相互作用に関する指針

日本総合病院精神医学会治療指針5

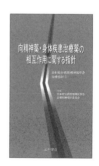

日本総合病院精神医学会
治療戦略検討委員会 編

四六判変形（縦 18.8 cm × 横 11.2 cm）　296p
定価：本体 3,500円 + 税

身体合併症をもつ精神疾患の治療には、薬物相互作用の理解が不可欠である。本書では、日常臨床に役立つよう、各種身体疾患の治療薬と向精神薬の相互作用について一覧表を用いて詳しく解説する。

発行：星和書店　http://www.seiwa-pb.co.jp

生体臓器移植ドナーの意思確認に関する指針

日本総合病院精神医学会治療指針 6

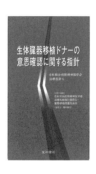

日本総合病院精神医学会
治療戦略検討委員会・
臓器移植関連委員会
（主担当：西村勝治）企・編

四六判変型（縦 18.8 cm × 横 11.2 cm） 112p
定価：本体 2,200円 + 税

わが国の生体臓器移植件数は近年増加傾向にあり、医療倫理の立場から精神科医に求められる役割は大きい。本書は生体臓器移植に精神科医が関与する妥当性・信頼性を支えるための指針である。

子どものこころの診療ハンドブック

日本総合病院精神医学会治療指針 7

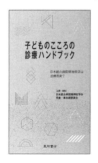

日本総合病院精神医学会
児童・青年期委員会 企・編

四六判変型（縦 18.8 cm × 横 11.2 cm） 208p
定価：本体 2,600円 + 税

本書は児童精神科を専門としない医療関係者が、子どもを診療する必要に迫られたときに役立つ手軽に使える診療マニュアルである。被災害児の心のケアや被虐待事例の初期対応にも活用できる。

発行：星和書店　http://www.seiwa-pb.co.jp

災害精神医学

フレデリック・J・スタッダード Jr.,
アナンド・パーンディヤ,
クレイグ・L・カッツ 編著
富田博秋, 高橋祥友, 丹羽真一 監訳

A5判　528p
定価：本体4,800円+税

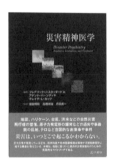

災害精神医学の先駆けとなるテキストブック。災害後急性期のメンタルヘルス支援、災害前の備え、災害に伴う精神疾患の治療など幅広い問題を、実践に重きをおいて体系的に書き起こしている。

〈シリーズ治療・イラストレイテッド 1〉
統合失調症治療イラストレイテッド

渡邉博幸 著

A5判　132p
定価：本体2,000円+税

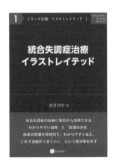

統合失調症の治療に関わる医師や多職種のスタッフに向けて、疾患の情報をわかりやすく伝える1冊。千葉大学精神医学教室で使用している情報提供ツールや最新の知見を余さず紹介。

発行：星和書店　http://www.seiwa-pb.co.jp

せん妄予防のコツ

静岡がんセンターの実践

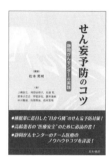

松本晃明 編著

A5判　220p
定価：本体2,700円+税

せん妄への対応、予防の取り組みを詳細な実例とともに記し、全国の病院スタッフが現場で活用できるよう、せん妄対策のノウハウやコツをわかりやすくまとめた役に立つ実践書。事後対応から予防へ！

過感受性精神病

治療抵抗性統合失調症の治療・予防法の追求

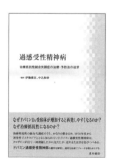

伊豫雅臣，中込和幸 監修

A5判　92p
定価：本体1,800円+税

統合失調症の多くを占めるドパミン過感受性精神病の機序、予防法、治療法を提唱する。何故ドパミン D2 受容体が増加すると再発しやすくなるのか、そして治療抵抗性になるのかを解明する。

発行：星和書店　http://www.seiwa-pb.co.jp

ECTハンドブック

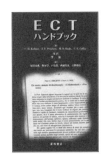

C.H. Kellner, J.T. Pritchett,
M.D. Beale, C.E. Coffey 著
沢 温 監訳
扇谷嘉成, 阪尾 学, 戸島 覚,
西浦竹彦, 古野毅彦 訳

四六判変形(縦18.8 cm × 横11.2 cm)　120p
定価：本体2,400円＋税

本書は修正型 ECT についての実践的手引書である。有けいれん性に代わり今後の普及が見込まれる無いれん性の ECT について、その基礎や原理、治療テクニック、適応となる患者の選択からアフターケアまで、必要にして十分な内容を記述している。極めてわかりやすく簡潔で要を得ており、現在なお効果的な治療法とみなされる ECT の実践にとっては不可欠の一冊である。

〈特集〉パルス波電気けいれん療法は正しく行われているか

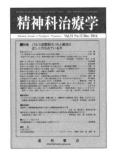

月刊 精神科治療学　31巻12号

B5判　定価：本体 2,880円＋税

難治例にも劇的効果をもたらし、精神科治療の最後の砦とも言われる電気けいれん療法(ECT)。うつ病をはじめ様々な精神疾患に広く施行され、その有用性は明らか。そのため、患者に安全かつ最も効果をもたらす適切な手技を習得することはすべての精神科医に必須といえる。本特集ではパルス波 ECT を施行する際の適切なパラメータ設定方法、ECT パス、適切な麻酔手法、維持療法、奏効機序の最新研究、日本人の発作閾値と適正な刺激用量、術前評価と有害事象への対応、統合失調症・BPSD・慢性疼痛・線維筋痛症への適応、倫理面について取り上げた。ECT を適切に施行するために必読の特集。

発行：星和書店　http://www.seiwa-pb.co.jp